超声医师规范化培训系列教程

血管超声

——从基础到临床实践

名誉主编　钱蕴秋　周晓东

主　　编　刘丽文

副 主 编　郑敏娟　陈　曦　赵永锋

编　　者（以姓氏汉语拼音为序）

安　丽　陈　曦　韩永峰　韩增辉　李金莲

李昱茜　刘丽文　王　辉　魏毓秀　吴党洁

赵永锋　郑敏娟　朱永胜

秘　　书　陈　曦

科学出版社

北　京

内 容 简 介

本书主要介绍了血管基本解剖、血管切面扫查技术、血管疾病的超声诊断及血管介入超声发展现状。血管正常超声切面表现包括探头体表位置，以及超声扫查注意事项、要点、技巧，超声报告书写要点与小结等内容。本书从血管超声基础出发，扩展至超声相关的血管疾病治疗方法，与临床联系密切，实用性强，易于掌握。适于从事超声专业的初级医师、基层医师、在校医学生、研究生等阅读参考。

图书在版编目 (CIP) 数据

血管超声：从基础到临床实践 / 刘丽文主编 . —北京：科学出版社，2020.6

超声医师规范化培训系列教程

ISBN 978-7-03-060865-9

Ⅰ.①血… Ⅱ.①刘… Ⅲ.①血管疾病－超声波诊断－岗位培训－教材 Ⅳ.① R543.04

中国版本图书馆 CIP 数据核字（2019）第 049098 号

责任编辑：郭 颖 郭 威 / 责任校对：申晓焕
责任印制：赵 博 / 封面设计：龙 岩

科 学 出 版 社 出版

北京东黄城根北街 16 号
邮政编码：100717
http://www.sciencep.com

涿州市般润文化传播有限公司印刷

科学出版社发行 各地新华书店经销

*

2020 年 6 月第 一 版 开本：787×1092 1/16
2024 年 12 月第七次印刷 印张：8 1/4
字数：227 000
定价：79.00 元
（如有印装质量问题，我社负责调换）

前　言

　　随着现代医学影像学的迅速发展，超声作为一种无创、实时、便捷的影像学检查方法，在临床诊断工作中所占的比重越来越大，应用范围越来越广。同时，从事超声影像专业的医师也逐渐增多。

　　熟练、标准的操作手法才能得到细致清晰的声像图，扎实的解剖知识和丰富的临床经验才能得出可靠的超声影像学诊断。许多刚毕业上岗的超声医师，多数均未经过系统培训，在检查中经常会因为一些基础或临床实际问题而感到困惑，同时因缺乏临床经验、操作不规范，严重影响超声诊断质量，甚至造成误诊。接受系统、正规的培训就显得尤为重要，一套实用且详略得当的超声检查规范教程则必不可少。

　　本教程系统介绍了超声医学的发展与展望、超声成像基本原理、物理基础、仪器功能，同时对人体器官的解剖、仪器调节、扫查技术、测量方法、正常超声表现、超声报告书写评价，以及各系统疾病的简要病因病理、超声诊断标准、声像图特征、鉴别诊断等做了详细介绍。其内容与临床联系密切，包括超声诊断与治疗相结合的经验及发展方向，声像图基本切面、操作手法及经验。内容精练、重点突出、图文并茂。

　　本教程在保持"基本理论、基本知识、基本技能"的基础上，突出实用性，条理清楚、便于查阅，非常适合超声医师学习和掌握。使用对象为从事超声专业的初级医师、基层医生、在校医学生、研究生等，是一套实用性较强的参考书。

空军军医大学第一附属医院

刘丽文

2019年10月

目录

第1章 外周血管解剖和超声检查方法

第一节 外周血管解剖

外周血管包括动脉、静脉和毛细血管。动脉由心室发出，是运送血液离心的管道，在行程中不断分支，形成大动脉、中动脉和小动脉。动脉由于承受较大的压力，管壁较厚，管腔断面呈圆形。动脉壁由内膜、中膜和外膜3层构成。内膜菲薄，腔面为一层内皮细胞，外膜为结缔组织。大动脉的中膜富含弹性纤维，当心脏收缩射血时，大动脉管壁扩张；当心室舒张时，管壁弹性回缩，推动血液继续向前流动。中动脉、小动脉，尤其是小动脉的中膜平滑肌较发达，在神经支配下收缩或舒张，从而影响局部血流量和血流阻力。静脉是运送血液回心的血管。小静脉起于毛细血管网，行程中逐渐汇成中静脉、大静脉，最后注入心房。静脉因所承受压力小，故管壁薄、管腔大、弹性小，容血量较大。静脉的数目较动脉多，由于走行的部位不同，头颈、躯干、四肢的静脉有深、浅之分，深静脉与同名的动脉伴行，在肢体的中间段及远侧段，一条动脉有两条静脉与之伴行。浅静脉走行于皮下组织中，静脉间的吻合较丰富。毛细血管是连接动、静脉末梢之间的血管，管径为$7 \sim 9 \mu m$、管壁菲薄，主要由一层内皮细胞和基膜构成，具有一定的通透性。血液在毛细血管网中流速缓慢，毛细血管网是血液与组织液间进行物质交换的场所。

一、肺循环的血管

肺动脉干位于心包内，系一短而粗的动脉干，起自右心室，经主动脉起始部的前方向左后上方斜行，至主动脉弓的下方分为左、右肺动脉。左肺动脉较短，分上、下两支进入左肺的上、下叶。右肺动脉较长且粗，分3支，进入右肺上、中、下叶。在肺动脉干分叉处稍左侧有一纤维结缔组织索连于肺动脉与主动脉弓下缘之间，称动脉韧带，是胚胎时期动脉导管闭锁后的遗迹。动脉导管若在出生后6个月尚未闭锁，则称动脉导管未闭。

肺静脉的属支起于肺内毛细血管，逐级汇成较大的静脉，最后，左、右肺各汇成两条肺静脉，注入左心房。

二、体循环的血管

主动脉是体循环中的动脉主干，由左心室发出。全程可分为3段，即升主动脉、主动脉弓和降主动脉（图1-1-1）。降主动脉又可再分为胸主动脉和腹主动脉。升主动脉起自左心室，在起始部发出左、右冠状动脉营养心脏。主动脉弓是升主动脉的直接延续，在右侧第2胸肋关节后方，呈弓形弯向左后方，至第4胸椎椎体下缘向下移行为胸主动脉。主动脉弓凸侧发出三大分支，由右向左依次为头臂干、左颈总动脉和左锁骨下动脉。头臂干为一粗短动脉干，向右上方斜行至右胸锁关节后方分为右颈总动脉和右锁骨下动脉。主动脉弓壁的外膜下有压力感受器，可感受血压的变化。主动脉弓下方，靠近动脉韧带处有$2 \sim 3$个粟粒状小体，称主动脉小球，属化学感受器，可感受血液中二氧化碳分压、氧分压的变

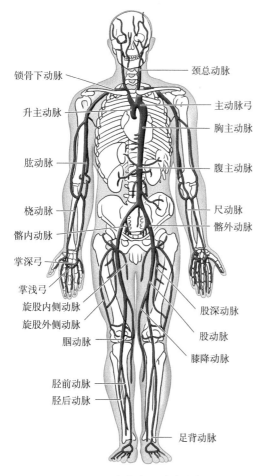

图 1-1-1　全身主要动脉分布

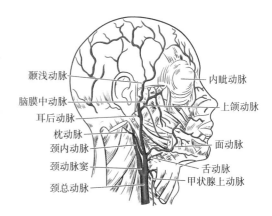

图 1-1-2　颈外动脉及其分支

化。胸主动脉为主动脉弓的直接延续，沿脊柱左侧下行逐渐转至其前方，达第12胸椎高度穿膈的主动脉裂孔，移行为腹主动脉。腹主动脉行至第4腰椎平面分为左、右髂总动脉。

（一）颈总动脉

颈总动脉是头颈部的主要动脉干（图 1-1-2）。左侧颈总动脉直接发自主动脉弓，右侧者起于头臂干。起始后沿气管和食管的外侧上升，至甲状软骨上缘平面分为颈内动脉和颈外动脉两支。在颈总动脉分为颈内、颈外动脉的分叉处有颈动脉窦和颈动脉小球两个特殊结构。颈动脉窦为颈总动脉末端和颈内动脉起始处的膨大部分，壁内分布有相应的感觉神经末梢，属压力感受器。当血压升高时可引起窦壁扩张，从而刺激窦壁内的压力感受器，进而通过神经系统的调

节，反射性地引起心搏减慢和末梢血管扩张，使血压下降。颈动脉小球位于颈内、颈外动脉分叉处的后方，为扁椭圆形小体，借结缔组织连于动脉壁，属化学感受器，可感受血液中二氧化碳分压、氧分压的变化，参与呼吸调节。

颈内动脉经颅底的颈动脉管入颅，分布于脑和视器。颈内动脉在颈部无分支。

颈外动脉在分叉处位于颈内动脉的前内侧，后经其前方转至外侧，上行穿腮腺实质至下颌颈处，分为颞浅动脉和上颌动脉两个终支。颈外动脉共有8条分支：甲状腺上动脉、舌动脉、面动脉、颞浅动脉、上颌动脉、枕动脉、耳后动脉和咽升动脉，沿途分布于甲状腺、喉及头面部的浅、深层结构（图 1-1-2）。

（二）锁骨下动脉

锁骨下动脉是上肢的主要动脉干，在左、右侧的起点不同。左锁骨下动脉直接起于主动脉弓，右锁骨下动脉起于头臂干，左侧者较右侧略长（图 1-1-3）。二者均经胸锁关节的后方斜向外进入颈根部，穿过斜角肌间隙，至第1肋外缘移行为腋动脉（图 1-1-4）。

锁骨下动脉的主要分支有：①椎动脉起于前斜角肌的内侧，向上穿第6至第1颈椎的横突孔，经枕骨大孔入颅腔，分支分布于脑和脊髓。②胸廓内动脉起于锁骨下动脉的下面，椎动脉起点的相对侧，向下行入胸腔，分支分布于胸前壁、心包、膈和乳房等处。③甲状颈干为一短干，起始后立即分为甲状腺下动脉、肩胛上动脉等，分支

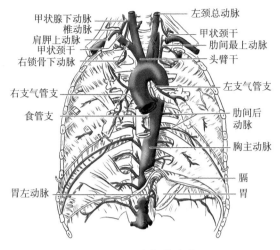

图 1-1-3　胸部的动脉

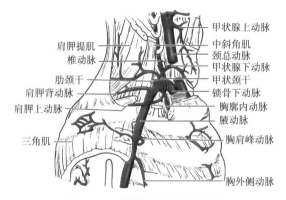

图 1-1-4　锁骨下动脉及其分支

分布于甲状腺、咽、食管、喉、气管及肩部肌等。④肋颈干起于甲状颈干的外侧，迅即分支分布于颈深肌等。

1.腋动脉　腋动脉为锁骨下动脉的延续，穿行于腋窝，至背阔肌下缘，移行于肱动脉（图1-1-4）。腋动脉的主要分支有胸上动脉、胸肩峰动脉、胸外侧动脉、肩胛下动脉、旋肱前动脉、旋肱后动脉等，分支分布于胸部、肩背区和臂上部等。

2.肱动脉　肱动脉续于腋动脉，与正中神经伴行沿臂内侧下行，至肘关节前面，分为桡动脉和尺动脉。肱动脉沿途分支有肱深动脉和肌支等，分布于臂部和肘关节。在肘窝稍上，肱二头肌腱内侧可触及肱动脉搏动，常为临床测量血压时听诊的部位。

3.尺动脉和桡动脉　尺动脉在尺侧腕屈肌与

指深屈肌之间下行，经豌豆骨的桡侧至手掌。其末端与桡动脉掌浅支吻合形成掌浅弓（图1-1-1）。尺动脉主要分支有骨间总动脉和掌深支，前者分支至前臂肌和尺、桡骨；后者与桡动脉终支吻合形成掌深弓。此外，尺动脉沿途还发出分支至前臂尺侧诸肌。桡动脉先经前臂前面桡侧，继而在前臂前面浅层肌之间下行至腕关节处，绕桡骨茎突至手背，再穿第1、2掌骨间隙潜入手掌深部，其末端与尺动脉掌深支吻合形成掌深弓（图1-1-1）。桡动脉的下段在桡骨下端前方的位置较浅，仅被皮肤和筋膜遮盖，是临床触摸脉搏的常用部位。桡动脉的主要分支是掌浅支和拇主要动脉。

4.掌浅弓和掌深弓　掌浅弓由尺动脉的末端和桡动脉的掌浅支吻合而成，位置较浅，弓的最凸部分不超过第2条掌横纹，自掌浅弓发出4个分支到手掌和手指。掌深弓由桡动脉末端和尺动脉的掌深支吻合而成，位于指深屈肌腱的深面，平腕掌关节高度，由弓发出3条掌心动脉。掌浅弓和掌深弓通过分支相互吻合。当手紧握物体时，掌浅弓常受压，血液可经掌深弓流通，以保障手指的血供。

（三）胸主动脉

胸主动脉是胸部的动脉主干，其分支有壁支和脏支两种（图1-1-3）。壁支主要是肋间动脉，共9对，行于第3～11肋间隙内；肋下动脉，沿第12肋下缘走行。壁支分布于胸壁、腹壁上部、背部和脊髓等处。脏支较为细小，包括支气管支、食管支和心包支，分布于相应器官（图1-1-3）。

（四）腹主动脉

腹主动脉是腹部的动脉主干（图1-1-1）。其分支亦有壁支和脏支两种，但脏支远较壁支粗大。壁支分布于腹后壁、膈下面和盆腔后壁等处，主要有腰动脉、膈下动脉、骶正中动脉等。脏支包括成对脏支和不成对脏支。成对脏支有肾上腺中动脉、肾动脉、睾丸动脉（男性）或卵巢动脉（女性），不成对脏支有腹腔干、肠系膜上动脉和肠系膜下动脉。

1.腹腔干　为一粗短动脉干，在主动脉

裂孔稍下方起自腹主动脉前壁，迅即分为胃左动脉、肝总动脉和脾动脉（图1-1-5）。①胃左动脉：向左上方走行，至胃贲门附近转向右，沿胃小弯走行于小网膜两层之间，沿途分支至食管腹段、贲门和胃小弯附近的胃壁；②肝总动脉：沿胰头上缘向右前方走行，至十二指肠上部的上缘进入肝十二指肠韧带，分为肝固有动脉和胃十二指肠动脉，分支分布于肝、胆囊、胰头、十二指肠和胃；③脾动脉：沿胰上缘蜿蜒左行至脾门，分为2～3支入脾，沿途还发出胰支、胃后动脉、胃短动脉、胃网膜左动脉等分支分布于胰体和胰尾、胃和大网膜。

2.肠系膜上动脉　在腹腔干稍下方，约平第1腰椎高度起自腹主动脉前壁，经胰头与胰体交界处后方下行，越过十二指肠水平部前面进入小肠系膜根，斜行向右下，至右髂窝处，其末端与回结肠动脉的回肠支吻合。分支主要有胰十二指肠下动脉、空肠动脉、回肠动脉、中结肠动脉、右结肠动脉、回结肠动脉等，分布于从十二指肠降部至结肠左曲之间的消化管及胰头等（图1-1-6）。

3.肠系膜下动脉　在约平第3腰椎高度发自腹主动脉前壁，行向左下方，在左髂窝从髂总动脉、静脉前方越过，经左输尿管内侧入乙状结肠系膜，末端下降移行为直肠上动脉，沿途发出左结肠动脉和乙状结肠动脉，分布于降结肠、乙状结肠和直肠上部（图1-1-6）。

（五）髂内动脉

腹主动脉在第4腰椎体的左前方，分为左、右髂总动脉。髂总动脉行至骶髂关节处又分为髂内动脉和髂外动脉。

髂内动脉是盆部动脉的主干，沿小骨盆后外侧壁走行，分支有壁支和脏支。壁支有闭孔动脉、臀上动脉、臀下动脉、髂腰动脉和骶外侧动脉等，分布于大腿内侧肌群、臀肌、髂腰肌、盆腔后壁及骶管内结构和髋关节等。脏支有脐动脉、膀胱下动脉、直肠下动脉、阴部内动脉、子宫动脉等，分布于盆腔脏器（膀胱、子宫、直肠下段、肛门、会阴部和外生殖器等（图1-1-7）。

（六）髂外动脉和下肢的动脉

髂外动脉沿腰大肌内侧缘下降，经腹股沟韧带中点深面至股前部，移行为股动脉。髂外动脉在腹股沟韧带稍上方发出腹壁下动脉，进入腹直肌鞘，分布于腹直肌。

股动脉是髂外动脉的直接延续，是下肢动脉的主干（图1-1-1）。在股三角内下行，经收肌管，出收肌腱裂孔至腘窝，移行为腘动脉。股动脉的主要分支为股深动脉，还有较小的腹壁浅动脉和旋髂浅动脉，这些动脉发出分支至大腿前、后、内侧肌群及股骨、腹前壁下部和髂前上棘附近的浅层结构。腘动脉在腘窝深部下行，在膝关节下方分为胫后动脉和胫前动脉（图1-1-8）。胫后动

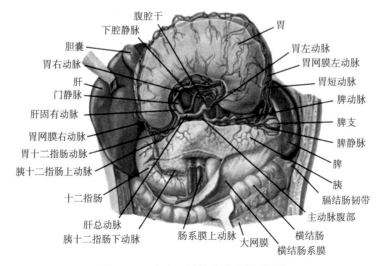

图1-1-5　腹腔干及其分支（胃后面）

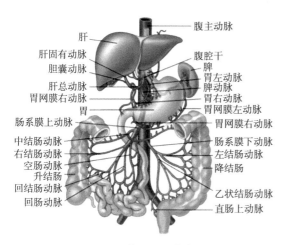

图1-1-6 肠系膜上、下动脉及其分支

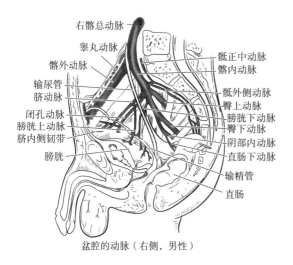

盆腔的动脉（右侧，男性）

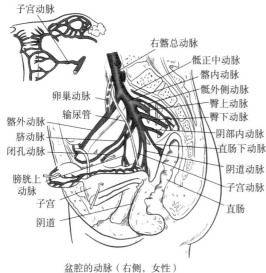

盆腔的动脉（右侧，女性）

图1-1-7 盆腔的动脉

脉沿小腿后面浅、深屈肌之间下行，经内踝后方转至足底，其主要分支有腓动脉、足底内侧动脉和足底外侧动脉，主要营养小腿后、外侧肌群和胫骨、腓骨、足底结构、足趾等。胫前动脉起始后经胫腓骨之间穿行向前，至小腿前部下行，越过踝关节前面至足背，移行为足背动脉，足背动脉在第1、2跖骨间穿行至足底与足底外侧动脉吻合形成足底弓。上述各动脉都有分支供养所经部位周围的组织。

（七）静脉

体循环的静脉数量多、行程长、分布广，主要包括上腔静脉系、下腔静脉系和心静脉系。

1.上腔静脉系 上腔静脉系由收集头颈、上肢、胸壁及部分胸腔脏器血液回流的诸静脉组成，主干是上腔静脉。上腔静脉系主要收集膈以上上半身的静脉血，最后流入右心房。

（1）上腔静脉：由左、右头臂静脉在右侧第1胸肋关节后合成，垂直下行，汇入右心房。在其汇入前有奇静脉注入，接纳头颈、上肢和胸部的静脉血。

（2）头臂静脉：左、右各一，分别由颈内静脉和锁骨下静脉在胸锁关节后方汇合而成，汇合处所形成的夹角，称为静脉角（图1-1-9）。

（3）头颈部的静脉：头颈部的静脉有深、浅之分。深静脉称为颈内静脉，起自颅底的颈静脉孔，在颈内动脉和颈总动脉的外侧下行。它除接受颅内的血流外，还收纳从咽、舌、喉、甲状腺和头面部来的静脉。浅静脉称颈外静脉，起始于下颌角处，越过胸锁乳突肌表面下降，注入锁骨下静脉（图1-1-9）。其属支主要有面静脉、下颌后静脉等。①面静脉位置表浅，起自于内眦静脉，在面动脉后方下行至舌骨大角附近注入颈内静脉。面静脉可经眼静脉吻合支与颅内的海绵窦交通，并通过面深静脉与翼静脉丛交通，继而与海绵窦交通。面静脉缺乏静脉瓣，因此，若面部感染处理不当，可经面静脉→内眦静脉→眼静脉等，扩散至颅内而引起海绵窦炎。②下颌后静脉由颞浅静脉与上颌静脉在腮腺内汇合而成，下行至腮腺下端处分为前、后两支，前支注入面静脉，后支与耳后静脉及枕静脉汇合成颈外静脉

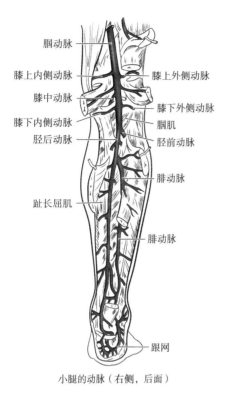

小腿的动脉（右侧，后面）

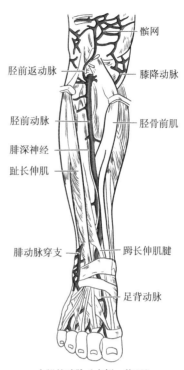

小腿的动脉（右侧，前面）

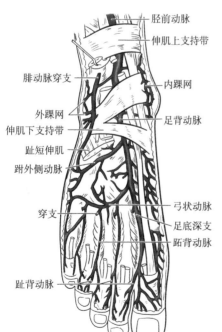

足背动脉及其分支

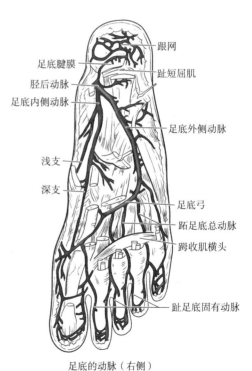

足底的动脉（右侧）

图 1-1-8　下肢的动脉及其分支

（图1-1-9）。颞浅静脉和上颌静脉均收纳同名动脉分布区的静脉血。

（4）上肢的静脉：上肢的深静脉均与同名动脉伴行。上肢的浅静脉包括头静脉、贵要静脉、肘正中静脉及其属支（图1-1-10）。前两者分别起于手背静脉网的桡侧和尺侧，上行后注入腋静脉（或锁骨下静脉）和肱静脉（或腋静脉）。肘正中静脉是头静脉和贵要静脉之间在肘部前面的吻合支与交通支。

（5）胸部的静脉：主要有头臂静脉、上腔静脉、奇静脉及其属支。右侧肋间静脉、支气管静脉和食管静脉汇入奇静脉，而左侧肋间静脉则先汇入半奇静脉或副半奇静脉，然后汇入奇静脉。奇静脉沿胸椎体右前方上行，弓形越过右肺根汇入上腔静脉。

2.下腔静脉系　下腔静脉系由下腔静脉及其各级属支组成，收集膈以下下半身的静脉血，最后注入右心房。

（1）下腔静脉：是人体最大的静脉，接受膈以下各体部（下肢、盆部和腹部）的静脉血，由左髂总静脉、右髂总静脉在第4腰椎下缘处汇合而成，沿腹主动脉右侧上行，穿过膈的腔静脉孔，注入右心房。

（2）下肢的静脉：下肢的深静脉与同名动脉伴行，由股静脉续于髂外静脉。股静脉收集下肢、腹前壁下部、外阴部等处的静脉血。下肢的浅静脉较为发达，包括大隐静脉，起自足背静脉弓的内侧缘，经内踝前方，沿小腿的内侧面、膝关节内后方、大腿内侧面上行，至耻骨结节外下方穿阔筋膜的隐静脉裂孔，注入股静脉（图1-1-11）。小隐静脉起自足背静脉弓的外侧缘，经外踝后方，沿小腿后面上行，在腘窝注入腘静脉（图1-1-11）。大隐静脉收集足、小腿和大腿的内侧部及大腿前部浅层结构、脐下腹前壁及外阴部的浅静脉血，小隐静脉收集足外侧部和小腿后部浅层

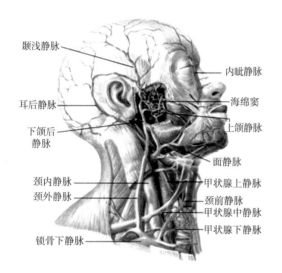

图1-1-9　头颈部的静脉

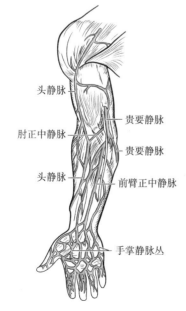

图1-1-10　上肢的浅静脉

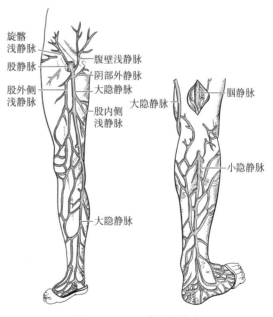

图1-1-11　下肢的浅静脉

结构的静脉血。

（3）盆部的静脉：盆部的静脉有壁支和脏支之分。壁支与同名动脉伴行。脏支起自于盆腔脏器周围的静脉丛，如膀胱丛、子宫阴道丛和直肠丛等。壁支和脏支均汇入髂内静脉。髂外静脉是股静脉的直接延续，与同名动脉伴行沿盆侧壁斜向内上方，至骶髂关节前方与髂内静脉汇合成髂总静脉。髂外静脉的主要属支有腹壁下静脉，主要收集下肢和腹前壁下部的静脉血。

（4）腹部的静脉：腹部的静脉有壁支和脏支之分。壁支与同名动脉伴行，包括1对膈下静脉和4对腰静脉，均与同名动脉伴行，直接注入下腔静脉。脏支与动脉相同，也可分为成对脏支和不成对脏支。成对脏支有：睾丸静脉（男性）或卵巢静脉（女性）、肾静脉和肾上腺静脉。另外，还有肝左静脉、肝中静脉和肝右静脉3条肝静脉，均包埋于肝实质内，收集肝窦回流的血液，在肝下后面的腔静脉沟（第2肝门）处分别注入下腔静脉。不成对脏支有起自于肠、脾、胰、胃的肠系膜上静脉、肠系膜下静脉和脾静脉等，它们汇合形成一条静脉主干称肝门静脉（图1-1-12）。

肝门静脉长6～8 cm，直径约1.25 cm，主要由肠系膜上静脉和脾静脉在胰颈后方汇成，斜向右上行，进入肝十二指肠韧带的游离缘内，居于胆总管和肝固有动脉的后方，上行至第1肝门，分为左、右二支入肝。在肝内反复分支，最后形成小叶间静脉，最终与肝动脉的分支小叶间动脉共同汇入肝血窦。肝血窦同时接受肝门静脉和肝固有动脉两者分支导入的血液，而后汇合成肝内小静脉，再经三支肝静脉注入下腔静脉。门静脉是附属于下腔静脉系的一个特殊部分，它将由胃肠道吸收来的大量物质，运送至肝脏，由肝细胞进行合成、解毒和贮存。肝门静脉是介于两种毛细血管之间的静脉干，且肝门静脉及其属支无功能性静脉瓣，故当肝门静脉内压力升高时，血液易发生逆流。

肝门静脉的属支除了肠系膜上静脉、肠系膜下静脉外，还有胃左静脉、胃右静脉、脾静脉、胆囊静脉和附脐静脉。通过各属支，肝门静脉收集腹腔内不成对器官（肝除外），包括食管下段、胃、小肠、大肠（直至直肠上部）、胆囊、胰和脾等的静脉血。

肝门静脉系与上腔静脉系、下腔静脉系之间的吻合：肝门静脉系和上、下腔静脉系间存在着广泛的侧支吻合，正常情况下这些吻合处于闭锁状态（图1-1-13）。但在门静脉压力升高时，则形成门-腔静脉系的侧副循环路，使门静脉血液部分经过侧副循环回流至上、下腔静脉。其具体途

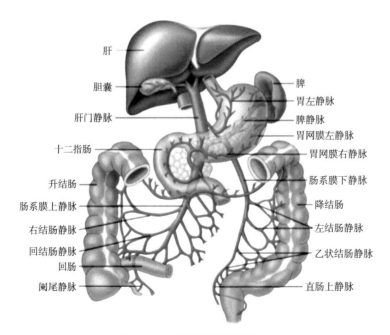

图1-1-12　肝门静脉及其属支

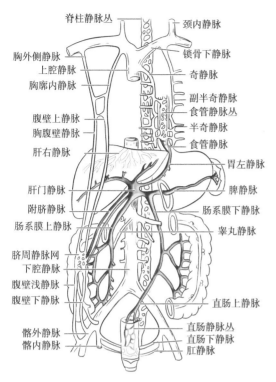

脊柱静脉丛
颈内静脉
胸外侧静脉
锁骨下静脉
上腔静脉
奇静脉
胸廓内静脉
副半奇静脉
食管静脉丛
腹壁上静脉
半奇静脉
胸腹壁静脉
食管静脉
肝右静脉
胃左静脉
肝门静脉
脾静脉
附脐静脉
肠系膜下静脉
肠系膜上静脉
睾丸静脉
脐周静脉网
下腔静脉
腹壁浅静脉
腹壁下静脉
直肠上静脉
髂外静脉
直肠静脉丛
髂内静脉
直肠下静脉
肛静脉

图1-1-13　门-腔静脉之间吻合

径如下：

①肝门静脉系的胃左静脉、胃短静脉和胃后静脉，与上腔静脉系的奇静脉和半奇静脉的属支食管静脉，在食管下段和胃底处的食管静脉丛相交通。

②肝门静脉系的肠系膜下静脉的属支直肠上静脉，与下腔静脉系的髂内静脉的属支直肠中静脉、下静脉和肛静脉，在直肠下段相交通。

③肝门静脉系的附脐静脉与上腔静脉系的腹壁上静脉、胸腹壁静脉和下腔静脉系的腹壁下静脉、腹壁浅静脉在脐周围相互吻合形成脐周静脉网。

④肝门静脉系的脾静脉、肠系膜上静脉、肠系膜下静脉的属支与下腔静脉系的腰静脉、肋间后静脉、膈下静脉及睾丸（卵巢）静脉等，在腹膜后间隙相吻合，形成Retzius静脉网。

当肝门静脉高压时，肝门静脉的血液可经上述交通途径形成侧支循环，通过上腔静脉系、下腔静脉系回流，进而出现静脉曲张，如食管静脉曲张、痔和脐周静脉丛曲张（海蛇头）。如果食管静脉丛和直肠静脉丛曲张破裂，则可引起呕血

和便血。

3.心的静脉　心的静脉可分为浅静脉和深静脉两个系统。浅静脉起于心肌各部，在心外膜下汇合成网和干，最后由冠状窦收集汇入右心房。深静脉也起于心肌层，可直接汇入心腔，多回流入右心房。心的静脉主要经以下3条途径回心。

（1）冠状窦：位于心膈面，左心房与左心室之间的冠状沟内，长约5 cm，是宽的静脉管。从左心房斜静脉与心大静脉汇合处作为起点，在冠状沟的后部由左向右走行，最终注入右心房的冠状窦口。冠状窦的左端接受前室间静脉或心大静脉，右端接收后室间静脉或心中静脉，以及心小静脉。左后室静脉和左缘静脉也开口于冠状窦。冠状窦接收心绝大部分静脉血回流，其主要属支如下。

①心大静脉：始于近心尖处，在前室间沟内与左冠状动脉的前室间支相伴行，向后上至冠状沟，再向左绕行至左心室膈面注入冠状窦左端。心大静脉接受左心室前面、右心室前壁的小部，心左缘、左心房前外侧壁、室间隔前部、左心耳及大动脉根部的静脉血。

②心中静脉：始于心尖部，与右冠状动脉的后室间支相伴行，注入冠状窦右端。心中静脉接受左、右心室后壁、室间隔后部、心尖部和部分心室前壁的静脉血。

③心小静脉：始于下缘，在冠状沟内与右冠状动脉伴行，向左注入冠状窦右端或心中静脉。心小静脉接受部分右室前、后壁的静脉血。

（2）心前静脉：始于右心室前壁，有1～4支，向上跨过冠状沟直接开口于右心房。

（3）心最小静脉：是心壁内的一些小静脉，起自于心肌层的毛细血管丛，直接开口于各心腔，主要是右心房。虽然称其为静脉，但它们无静脉瓣，与心肌毛细血管丛相交通。当冠状动脉阻塞时，心最小静脉可从心腔运送血液至心肌，为部分心肌提供了侧支循环通路。

（李金莲）

主要参考文献

李云庆.人体解剖学.第2版.西安：第四军医大学出版社，2010.

莫尔，达利.临床应用解剖学.李云庆，译.郑州：河南科学技术出版社，2006.

张传森.模块法教学——人体系统解剖学.北京：人民卫生出版社，2012.

第二节　外周血管标准切面、测量及正常值

一、颈部血管超声检查

（一）颈部血管解剖

1.颈总动脉（common carotid artery，CCA）双侧颈总动脉起源不对称，右侧起自头臂干（无名动脉），左侧起自主动脉弓，双侧颈总动脉均经胸锁关节后方上行入颈部，被颈动脉鞘包绕。颈总动脉走行于胸锁乳突肌前缘与气管之间，通常在甲状软骨上缘平面分为颈内动脉和颈外动脉（图1-2-1，图1-2-2）。颈总动脉分叉处内径膨大部分称颈动脉窦，为压力感受器所在处；分叉处颈动脉后壁有圆形小体为颈动脉小体，为化学感受器。颈总动脉一般无分支，少数在终末部发出甲状腺上动脉。

2.颈内动脉（internal carotid artery，ICA）颈内动脉在甲状软骨上缘平面从颈总动脉分出后，位于颈外动脉的后外侧，其上行又逐渐转位于颈外动脉的内侧，颈内动脉在颅外段无

分支。

3.颈外动脉（external carotid artery，ECA）颈外动脉从颈总动脉分出后，沿颈内动脉的前内侧上行，之后走行于颈内动脉的前外侧。颈外动脉发出多个分支，包括甲状腺上动脉、舌动脉、面动脉、颞浅动脉、上颌动脉、枕动脉、耳后动脉和咽升动脉等（图1-2-2）。

4.椎动脉（vertebral artery，VA）双侧椎动脉均起源于锁骨下动脉，经前斜角肌内侧上行，然后穿过第6至第1颈椎横突孔，经枕骨大孔入颅。

5.颈内静脉（internal jugular vein，IJV）颈部最大的静脉——颈内静脉，下降走行于颈动脉鞘内，起初在颈内动脉后方，继之转至其外侧，并沿颈总动脉外侧下降，在胸锁关节后方与锁骨下静脉汇合成头臂静脉（无名静脉）（图1-2-3）。其汇合处称静脉角，颈内静脉下端可见静脉瓣。

（二）扫查时注意事项、要点和技巧

颈部血管超声扫查时受检者采用仰卧位，使患者头后仰，必要时双肩、颈后可垫枕，颈前部充分暴露，头转向检查侧的对侧（图1-2-4）。

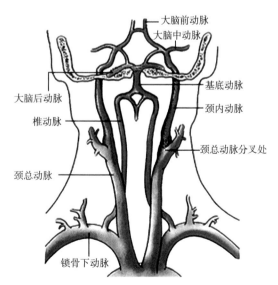

图1-2-1　正常颈动脉及椎动脉解剖
（摘自《腹部和外周血管彩色多普勒诊断学》第3版）

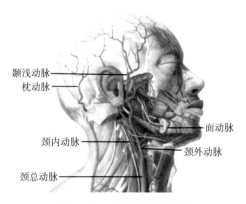

图1-2-2　正常颈动脉解剖

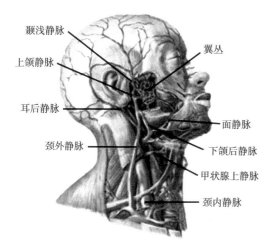

图1-2-3　正常颈静脉解剖

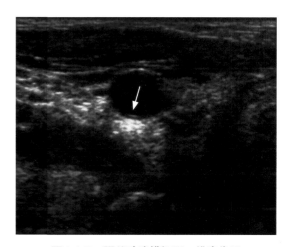

图1-2-5　颈总动脉横切面二维声像图

注：箭头所示为颈总动脉内膜

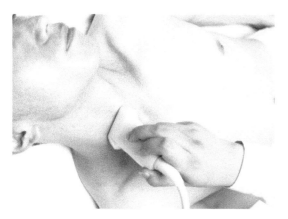

图1-2-4　颈总动脉横切面超声检查探头位置

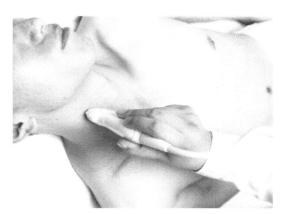

图1-2-6　颈总动脉纵切面超声检查探头位置

颈部血管位置较表浅，通常选用的探头频率为5.0～13.0MHz。根据受检者体形胖瘦，尽量选择高频探头，以便获得较清晰的二维图像，当使用彩色或频谱多普勒技术检查时，可适当降低探头频率，使血流信号显示得更充分。检查深度一般在4～6cm，当测量血管内径及内-中膜厚度时，可选用局部放大功能。

（三）颈部血管超声检查方法

1.颈部动脉标准切面　血管检查切面主要有横切面（图1-2-4，图1-2-5）、纵切面（图1-2-6，图1-2-7）、斜切面。纵切面只可以显示出血管某两个壁的情况，如前壁和后壁，横切面可以显示整个管壁的情况。注意要由近及远连续缓慢扫查，根据病情可以适当地旋转探头，目的是清楚

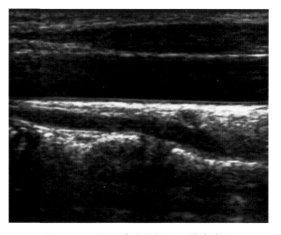

图1-2-7　颈总动脉纵切面二维声像图

地显示病灶。

2.颈动脉超声检查方法　颈动脉位置距皮肤较表浅，二维图像很容易显示。探查时先从

颈根部开始，滑动探头，依次向上检查颈总动脉、颈内动脉和颈外动脉。当探头移至甲状软骨上缘水平时，有时同一切面可显示3条血管，一般都要移动探头分别显示颈总动脉、颈内动脉及颈外动脉。大多数受检者颈外动脉位于颈内动脉的前内侧，而颈内动脉起始段位于颈外动脉的后外侧，颈内动脉上行后转至后内侧，少数受检者颈外动脉与颈内动脉呈前后位或颈内动脉近端位于颈外动脉前内侧，横切面很容易显示颈内、外动脉位置关系（图1-2-8～图1-2-11）。

颈内、外动脉如何鉴别的问题，需要从位置、内径、血管分支和血流频谱特点等几方面综合分析（表1-2-1）。

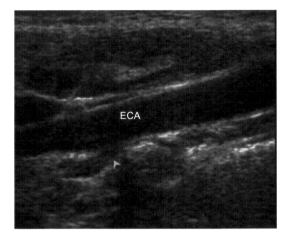

图1-2-10 颈外动脉纵切面二维声像图

注：ECA.颈外动脉；箭头所示为颈外动脉分支

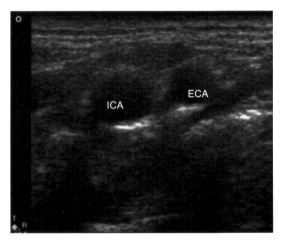

图1-2-11 颈内、外动脉横切面位置关系二维声像图

注：ICA.颈内动脉；ECA.颈外动脉

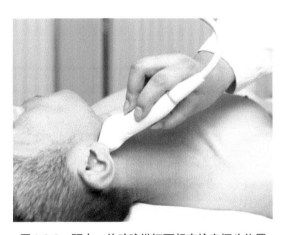

图1-2-8 颈内、外动脉纵切面超声检查探头位置

表1-2-1 正常颈内动脉与颈外动脉鉴别

鉴别	颈内动脉	颈外动脉
位置	后外侧	前内侧
内径	大	小
分支	无	有
阻力指数	低	高
频谱形态	低钝	高尖
颞浅动脉震颤试验	阴性	阳性

3.椎动脉超声检查方法　椎动脉检查体位与颈总动脉相同（图1-2-12），椎动脉距体表位置较颈总动脉深，可根据受检者体形适当降低频率，在显示颈总动脉长轴图像后，再将探头向内侧倾

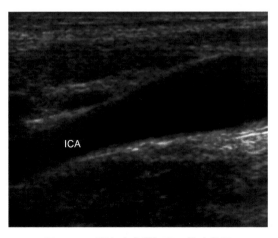

图1-2-9 颈内动脉纵切面二维声像图

注：ICA.颈内动脉，无分支

斜，可探及呈强回声的颈椎横突，以及相邻横突之间椎动脉图像。因受骨质声影遮挡，横突孔内椎动脉无法显示。椎静脉位于椎动脉前方（图1-2-13），两者血流方向及频谱形态不同，较易鉴别。如果椎动脉二维超声显示有困难，可采用彩色多普勒协助判断。椎动脉应从起始部开始逐渐向远端追踪观察。

颈部血管与皮肤接近平行，行颈、椎动脉的彩色多普勒检查时，为了避免声束与血流方向垂直，导致彩色多普勒图像血流充盈不佳，应将探头一端加压，使声束与血管之间呈锐角；另外，还应注意正确调整彩色多普勒增益及速度量程，保证血管腔内血流充盈良好。脉冲多普勒检查时除注意以上内容外，还要调节取样容积大小，以便获得可靠的血流参数，一般认为取样容积大小以所测血管内径2/3为宜。

4.颈内静脉超声检查方法　颈内静脉探查部位类似颈总动脉，探头需轻轻向外滑动即可显示

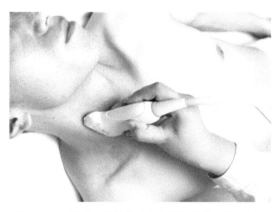

图1-2-12　椎动脉及椎静脉纵切面超声检查探头位置

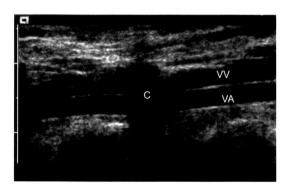

图1-2-13　椎动脉及椎静脉纵切面二维声像图
注：VA.椎动脉；VV.椎静脉；C.颈椎椎体

颈内静脉（图1-2-14，图1-2-15）。与颈总动脉比较鉴别，其内径随呼吸变化，探头稍加压，管腔压瘪，其血流方向与颈总动脉相反，频谱形态为静脉频谱特点。

（四）正常颈动脉超声表现

1.二维超声　正常颈动脉管壁分3层结构：内膜层纤细光滑呈中等偏强回声，外膜回声强，内、外层之间的中膜呈低回声。颈动脉腔呈无回声暗区（图1-2-16）。西京医院超声科统计正常颈总动脉主干内-中膜厚度平均值（0.51±0.12）mm。内-中膜随年龄的增长会增厚，但通常＜0.8mm，

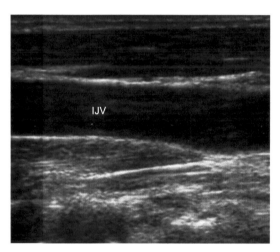

图1-2-14　颈内静脉纵切面二维声像图
注：IJV.颈内静脉

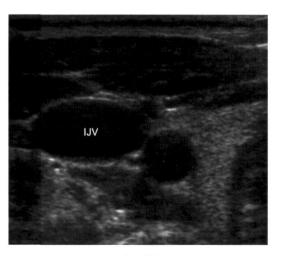

图1-2-15　颈内静脉横切面二维声像图
注：IJV.颈内静脉

分叉处内 - 中膜厚度＜1.0mm。正常颈总、颈内及颈外动脉内径大小顺序通常为：颈总动脉＞颈内动脉＞颈外动脉。内径正常值尚无统一标准，且其随年龄增长有增宽趋势。西京医院超声科根据不同年龄观察110例正常人220条颈动脉，其结果见表1-2-2。

2.彩色多普勒　正常颈动脉彩色血流束充满管腔，随彩色取样框倾斜方向不同，呈单一红色或蓝色层流，中央色彩明亮，周边暗淡（图1-2-17）。颈总动脉膨大处的前、后壁可出现与颈动脉血流方向相反的涡流（图1-2-18）。

3.频谱多普勒　颈总动脉血流速度频谱形态收缩期呈双峰或三峰，第一峰大于第二峰，两个峰之间有切迹，整个舒张期均有与收缩期方向相同的血流（图1-2-19C）。颈内动脉血管阻力低，血流收缩期频谱上升陡直，舒张期下降缓慢且血流速度较高（图1-2-19A）。颈外动脉血管阻力高，收缩期峰值上升速度快，峰值速度大于颈内动脉，舒张期正向血流速度低于颈内动脉（图1-2-19B）。

正常颈动脉血流速度随年龄增长而降低，颈总、颈内及颈外动脉血流参数值详见表1-2-3。数据仅作为参考，检查时需要根据患者具体情况及双侧对比来综合做出诊断。

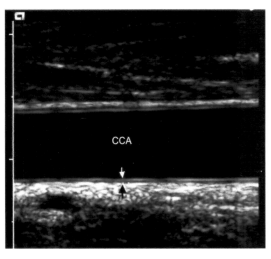

图1-2-16　正常颈总动脉纵切面二维声像图

注：CCA.颈总动脉；箭头所示为正常颈总动脉内 - 中膜

表1-2-2　不同年龄组正常颈动脉内径及内 - 中膜厚度值（单位：mm）

项目	20～39岁	40～59岁	≥60岁
颈总动脉内径	5.95±0.48	6.12±0.61	6.64±0.74**
颈内动脉内径	4.88±0.50	4.95±0.59	5.20±0.49**
颈外动脉内径	4.04±0.50	4.19±0.51	4.47±0.44**
颈总动脉主干内-中膜厚度	0.52±0.12	0.61±0.10**	0.70±0.11
颈总动脉分叉处内-中膜厚度	0.72±0.12	0.76±0.10*	0.89±0.11**

（2015年西京医院超声科统计结果）

注：年龄组间对比 *$P<0.05$，**$P<0.01$

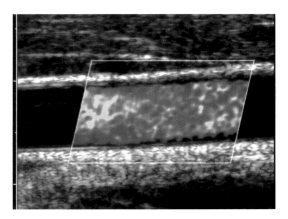

图1-2-17　正常颈总动脉纵切彩色多普勒血流显像图

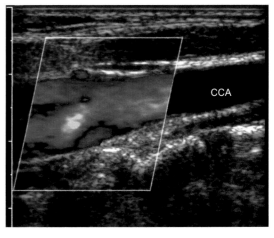

图1-2-18　颈动脉纵切显示颈动脉膨大处后壁出现涡流

注：CCA.颈总动脉

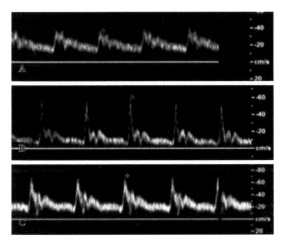

图1-2-19　A、B、C分别是正常颈内动脉、颈外动脉及颈总动脉血流频谱

（五）颈动脉报告书写要点与小结

1.二维超声

（1）观察颈动脉血管走行，有无血管异位、受压等先天畸形或继发改变。

（2）观察血管内膜是否连续、平整，管壁或内-中膜是否增厚，是否有动脉硬化斑块，斑块位置、回声，是否有狭窄，有无夹层等。

（3）测量颈动脉内径，颈总动脉测量位置一般选择在血管中段，颈内、外动脉内径测量在颈

总动脉分叉处远端的1～2cm处。

2.彩色多普勒　观察颈部血管血流信号充盈情况、血流方向、色彩明暗及有无湍流。内径狭窄百分比及面积狭窄百分比可在血管短轴的彩色多普勒图像上测量。

3.频谱多普勒　观察颈部血管血流频谱方向、频带宽度、亮度等，测量各种血流速度参数，如最大血流速度（maximum velocity，V_{max}）、最低血流速度（minimum velocity，V_{min}）、平均血流速度（mean velocity，MV或V_{mean}），阻力指数（resistive index，RI），RI=$(V_{max}-V_{min})/V_{max}$，搏动指数（pulsative index，PI），PI=$(V_{max}-V_{min})/V_{mean}$，收缩期与舒张期最大流速之比（S/D）S/D=$V_{max}/V_{min}$，计算颈、椎动脉每分钟血流量Q=$A×VTI×$HR（式中Q为每分钟血流量，$A$为取样容积处血管横截面积，VTI为速度时间积分，HR为心率）。

对于内径狭窄＜50%，多普勒血流速度频谱多无明显改变，判断血管狭窄主要靠二维超声的内径或面积狭窄测量法，以及测量狭窄处的血流速度，当内径狭窄＞50%以上，狭窄处则有明显的血流动力学改变。

（六）正常椎动脉超声表现

1.二维超声　正常椎动脉管壁呈两条平行线状回声，管腔内为无回声区，椎动脉从锁骨下动

表1-2-3　各年龄组颈动脉血流参数值

分组	峰值流速（cm/s）	平均流速（cm/s）	舒张末流速（cm/s）	阻力指数
颈总动脉				
20～39岁	102.64±28.66	40.99±10.84	25.57±7.64	0.75±0.05
40～59岁	93.09±21.47*	42.22±11.13	25.17±7.37	0.73±0.05**
≥60岁	68.0±17.51**	30.77±9.07**	17.10±5.66**	0.74±0.06
颈外动脉				
20～39岁	75.5±22.14	28.44±8.98	16.16±5.96	0.79±0.05
40～59岁	67.8±16.79*	35.7±19.91	14.73±4.55	0.78±0.05
≥60岁	62.4±15.71**	26.87±8.07**	11.63±3.76**	0.81±0.04**
颈内动脉				
20～39岁	62.94±19.68	34.42±10.56	24.53±7.09	0.60±0.08
40～59岁	58.22±14.71	35.7±19.91	24.22±6.8	0.58±0.06*
≥60岁	46.8±12.33**	26.87±8.07**	17.95±5.39**	0.62±0.06

（唐杰.腹部和外周血管彩色多普勒超声诊断学.北京：人民卫生出版社，2007.）

注：年龄组间对比：*$P<0.05$，**$P<0.01$

脉分出，向上走行一段后再穿过第6至第1颈椎横突孔入颅。可将颅外段椎动脉分为椎前段、椎间段及寰椎段。椎静脉与椎动脉伴行，位于椎动脉前方（图1-2-13）。

2.彩色多普勒　彩色多普勒显示椎动脉腔内呈单一（蓝或红）颜色血流，收缩期彩色血流颜色明亮，舒张期较暗淡，为离心血流。椎静脉彩色多普勒颜色与椎动脉相反，为向心血流，较易鉴别（图1-2-20）。

3.频谱多普勒　椎动脉脉冲多普勒血流频谱与颈动脉相似，多呈三峰递减型，峰值血流速度低于颈动脉（图1-2-21）。椎静脉血流方向与椎动脉相反，频谱形态呈双峰型，其音频讯号与椎动脉亦明显不同（图1-2-22）。西京医院超声科统计正常20～60岁不同年龄组椎动脉内径及椎动脉血流速度参数值见表1-2-4。

（七）椎动脉报告书写要点与小结

椎动脉报告书写要点类同颈动脉，检查中注意椎动脉走行变异，绝大多数受检者椎动脉入第6颈椎横突孔，少数从第5、4横突孔，甚至第3

横突孔进入，易误诊为椎动脉闭塞；在判断单侧椎动脉狭窄时，要注意区分椎动脉先天性发育不良，前者血管局限性变细，后者整条血管均匀性变细。

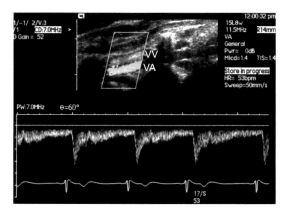

图1-2-21　正常椎动脉脉冲多普勒图像

注：VA.椎动脉；VV.椎静脉

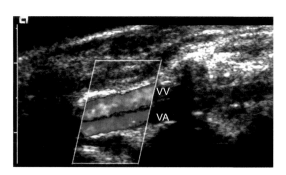

图1-2-20　正常椎动脉与椎静脉彩色血流显像

注：VA.椎动脉；VV.椎静脉

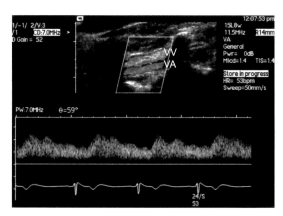

图1-2-22　正常椎静脉脉冲多普勒图像

注：VA.椎动脉；VV.椎静脉

表1-2-4　正常成人不同年龄组椎动脉内径及血流速度参数值

年龄组	内径（mm）	峰值流速（cm/s）	平均流速（cm/s）	舒张末流速（cm/s）	阻力指数	搏动指数
20～39岁	3.22±0.41	46.91±11.44	25.45±6.67	16.73±4.62	0.63±0.07	1.17±0.3
40～59岁	3.54±0.49	50.27±12.89*	26.80±8.22	18.02±5.49	0.63±0.07	1.12±0.26
≥60岁	3.57±0.57**	42.9±12.97**	23.3±6.23*	14.30±4.4**	0.67±0.06**	1.23±0.23

（2015年西京医院超声科统计结果）

注：年龄组对比*$P<0.05$，**$P<0.001$

二、四肢血管超声检查

（一）四肢血管解剖

1.上肢动脉

（1）锁骨下动脉：起自主动脉弓（左）或头臂干（右）（图1-2-23，图1-2-24），最表浅处可在锁骨上窝中点向下压而触及。

（2）腋动脉：于第1肋外缘由锁骨下动脉延续而来。

（3）肱动脉：起始于背阔肌下缘，为腋动脉的延续（图1-2-25），在肱二头肌腱内侧、肘窝均可触及肱动脉的搏动，与正中神经伴行沿臂内侧下行，至肘关节前面，分为桡动脉和尺动脉。

（4）桡动脉：经前臂前面桡侧，继而在前臂前面浅层肌之间下行至腕关节处，绕桡骨茎突至手背，再穿第1、2掌骨间隙潜入手掌深部，其末端与尺动脉掌深支吻合形成掌深弓，手腕外侧可触及其搏动（图1-2-26）。

（5）尺动脉：于尺侧腕屈肌与指深屈肌之间下行，经豌豆骨的桡侧至手掌。其末端与桡动脉掌浅支吻合形成掌浅弓，手腕内侧可触及其搏动（图1-2-27）。

2.下肢动脉

（1）髂外动脉：沿腰大肌内侧缘下降，经腹股沟韧带中点深面至股前部，移行为股动脉。不属四肢动脉，但自髂总动脉以下，其血流多普勒频谱即为典型的外周动脉血流频谱。

（2）股总动脉：髂外动脉的直接延续，在股三角内下行，主要分支为股深动脉和股浅动脉，股浅动脉经收肌管，出收肌腱裂孔至腘窝，移行为腘动脉。在腹股沟韧带中点稍下方可触及股总动脉的搏动。

（3）腘动脉：在腘窝深部下行，在膝关节下方分为胫后动脉和胫前动脉。在腘窝中央稍上方处，可触及其搏动。

（4）胫后动脉：胫后动脉沿小腿后面浅、深屈肌之间下行，经内踝后方转至足底。较表浅，在内踝与足跟结节间的中点，可作为检测点。

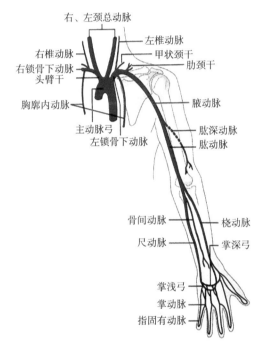

图1-2-23　上肢动脉解剖

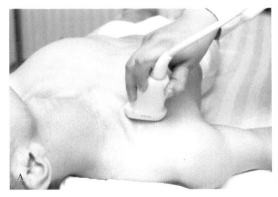
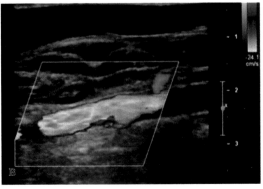

图1-2-24　锁骨下动脉至腋动脉超声检查

注：A.腋动脉纵切面检查探头位置；B.腋动脉纵切面超声图

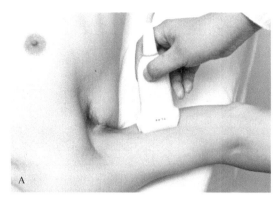
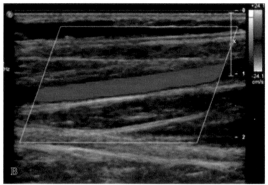

图1-2-25 肱动脉超声检查

注：A.肱动脉纵切面检查探头位置；B.肱动脉纵切面超声图

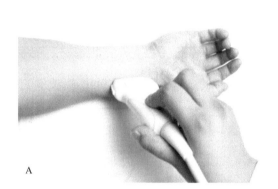
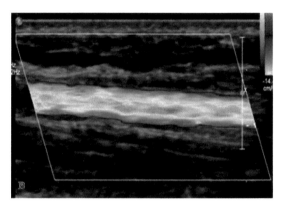

图1-2-26 桡动脉超声检查

注：A.桡动脉纵切面超声检查探头位置；B.桡动脉纵切面超声图

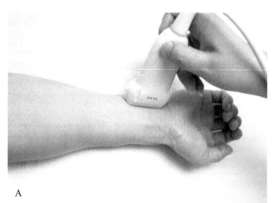
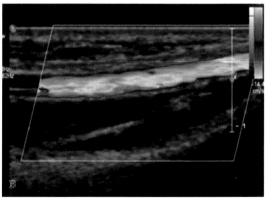

图1-2-27 尺动脉超声检查

注：A.尺动脉纵切面超声检查探头位置；B.尺动脉纵切面超声图

（5）胫前动脉：起始后经胫腓骨之间穿行向前，至小腿前部下行，越过踝关节前面至足背，移行为足背动脉。内外踝间向上近正中处，可作为检测点。

（6）足背动脉：在第1、2跖骨间穿行至足底，与足底外侧动脉吻合形成足底动脉弓。在足背近趾侧可触及其搏动（图1-2-28）。

（二）扫查时注意事项、要点和技巧

上肢动脉检查：使上肢外展，肌肉松弛，充分暴露检查部位，沿动脉的走行方向由近及远的顺序移动探头连续扫查。锁骨下动脉可从锁骨上、下窝进行检查，必要时令患者头部转向对侧、颈部垫高。上述可触及动脉搏动点处是最易探及血管的部位，但不可只检查触及搏动点处。静脉与动脉伴行，检查位置类似同名动脉。

下肢动脉检查：检查时患者大腿外旋姿势，从腹股沟股动脉开始，探头可沿大腿内侧即股动脉的走行区向下检查（图1-2-29，图1-2-30），必要时可向上追查到髂外动脉（图1-2-31）。在腘窝处检查腘动脉（图1-2-32，图1-2-33），可仰卧位小腿外旋位置（也可俯卧屈膝），沿腘窝内侧

下移检查胫后动脉（图1-2-34）、腓动脉（图1-2-35），在小腿前侧胫骨外侧可寻找胫前动脉（图1-2-36）。一般在内踝后侧较易查及胫后动脉，在腓肠肌外侧可查及胫后动脉与腓动脉的连接。静脉与动脉伴行，检查位置类似同名动脉。

四肢血管位置多数较表浅，通常选用探头频率为5.0～13.0MHz。根据受检者体形胖瘦，在保证透射深度条件下，尽量选择高频率探头，以便获得较清晰二维图像，当患者过胖或严重水肿时，可使用凸阵低频探头使血流信号显示更充分。

（三）正常四肢血管超声图像

1.二维图像　四肢动脉及静脉血管在二维超声长轴图像上只能显示血管壁为两条线状回声，短轴图像上显示血管壁为圆形管状回声。

2.彩色多普勒　彩色多普勒显示动脉腔内呈

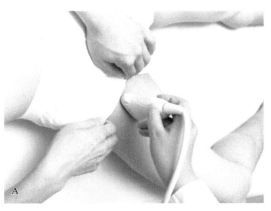
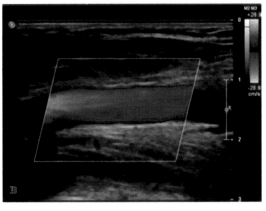

图1-2-29　股总动脉超声检查

注：A.股总动脉纵切面超声检查探头位置；B.股动脉纵切面超声图

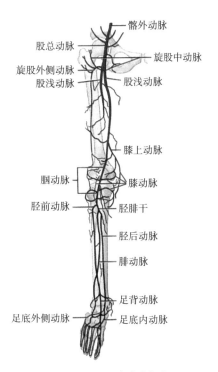

图1-2-28　下肢动脉解剖

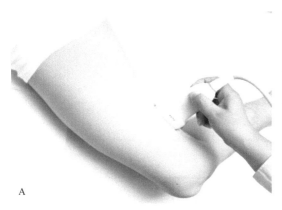
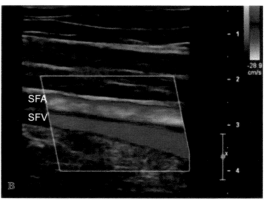

图1-2-30　股浅动脉远心段超声检查

注：A.股浅动脉远心段纵切面超声检查探头位置；B.股浅动脉远心段纵切面超声图；SFA.股浅动脉；SFV.股浅静脉

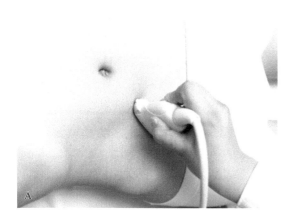
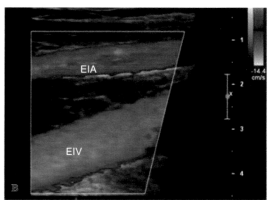

图1-2-31　髂外动脉超声检查

注：A.髂外动脉纵切面超声检查探头位置；B.髂外动脉纵切面超声图；EIA.髂外动脉；EIV.髂外静脉

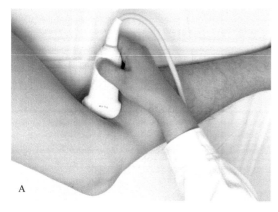
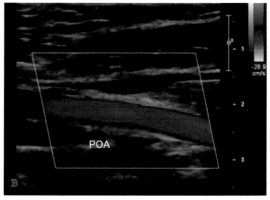

图1-2-32　仰卧位腘动脉超声检查

注：A.仰卧位腘动脉纵切面超声检查探头位置；B.腘动脉纵切面超声图像；POA.腘动脉

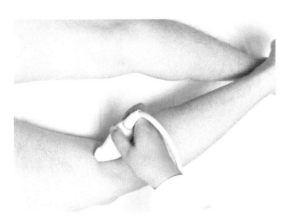

图1-2-33　俯卧位腘动脉超声检查

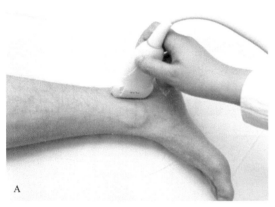

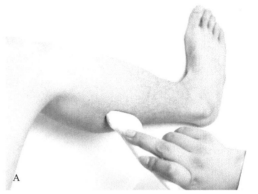

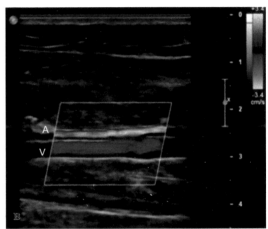

图1-2-35　腓动脉超声检查

注：A.腓动脉纵切面超声检查探头位置；B.腓动脉纵切面超声图；A.腓动脉；V.腓静脉

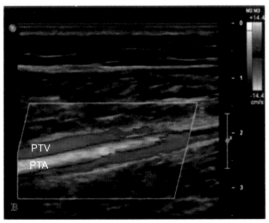

图1-2-34　胫后动脉超声检查

注：A.胫后动脉纵切面超声检查探头位置；B.胫后动脉纵切面超声图；PTA.胫后动脉；PTV.胫后静脉

单一（蓝或红）颜色血流，收缩期彩色血流颜色明亮，舒张期较暗淡。静脉彩色多普勒颜色较动脉暗淡，血流方向与动脉相反。

　　3.频谱多普勒　血流的频谱多普勒表现层流频谱：下肢动脉及双侧锁骨下动脉收缩期呈尖脉冲波形，舒张早期有短暂的反向低速血流，继之为舒张期的低速前向血流，呈所谓三相频谱图形，这是外周动脉血管的典型所见，属高阻力型血流（图1-2-37）。

　　下肢静脉频谱为随呼吸改变的波浪起伏型频谱（图1-2-38）。细小的末梢动脉，如指端的动脉，二维超声不能显示其血管壁，但用彩色多普勒技术可显示血流的存在及其血流方向。

　　四肢动脉血管正常血流速度值暂无统一标准，下述数据为西京医院超声科工作中常用值，仅供参考：股动脉90～110cm/s，腘动脉40～70cm/s，胫前动脉30～60cm/s，胫后动脉30～60cm/s，胫腓动脉30～50cm/s。

（四）报告书写要点与小结

　　动脉主要观察内径、走行是否正常，管壁是

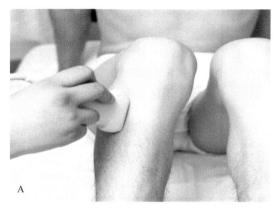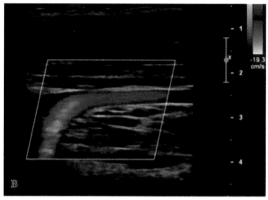

图1-2-36　胫前动脉超声检查

注：A.胫前动脉（近心段）纵切面超声检查探头位置；B.胫前动脉（近心段）纵切面超声图

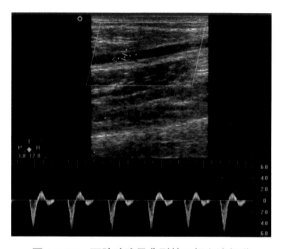

图1-2-37　下肢动脉呈典型的三相血流频谱

否增厚、连续性是否完整，是否有动脉夹层，是否有动脉硬化斑块，斑块的部位、形态及斑块导致的狭窄率，管腔内是否有血栓或异常回声，有无先天畸形或继发异常。

静脉主要观察管壁连续性是否完整，管腔内是否有血栓或异常回声，静脉瓣功能是否正常，有无先天畸形或继发异常。

在血管超声诊断的过程中一定注意二维、彩色多普勒及频谱多普勒要联合使用鉴别判断，必须使用横切面及纵切面联合扫查，必要时可以使用斜切面，目的是为了避免伪像使图像显示得更加清晰。以上内容中各血管的数据仅作为参考，检查时需要根据患者具体情况及双侧对比来综合做出诊断。

（李昱茜）

主要参考文献

任卫东，唐力.血管超声诊断基础与临床.北京：人民军医出版社，2005.

唐杰，董宝玮.腹部和外周血管彩色多普勒诊断学.第3版.北京：人民卫生出版社，2007.

（美）Zwiebel.W.J.血管超声经典教程.第6版.温朝阳，童一砂，译.北京：人民军医出版社，2008.

临床医学编委会.中国医学百科全书.上海：科学技术出版社，1997.

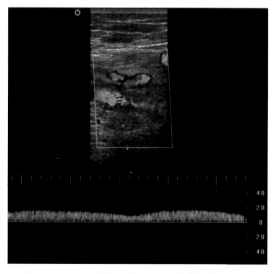

图1-2-38　下肢静脉随呼吸呈波浪起伏型频谱

第2章 颈部血管疾病超声诊断

第一节 颈动脉走行异常及变异超声诊断

颈动脉走行异常及变异是一种少见的先天性血管疾病，大部分并无血流动力学改变，但少部分患者可表现出脑供血不足等相关临床症状。颈动脉走行异常及变异对临床诊断、手术意义重大，误认变异血管有可能导致致命性错误。

【病因和发病机制】 胚胎时期动脉干止于动脉囊，在此之后发出对称性的主动脉弓，其伸出成对的背主动脉。最后，6对主动脉弓发育，却并不是在任何时间内同时出现。这些动脉弓的一部分可退变和消失。动脉弓遗留的部分有：

第一弓：上颌动脉的部分；

第二弓：镫骨动脉的部分；

第三弓：颈总动脉；

第四弓：主动脉弓和右锁骨下动脉的部分；

第五弓：无分支发出；

第六弓：左肺动脉基底部和动脉导管远端以及右肺动脉基底部。

在胚胎发育时，这些动脉弓的发育或融合过程中若出现异常或偏差，则导致相应的动脉出现解剖学上的走行异常及变异改变。

【病理解剖】

1.颈总动脉起源变异 一般伴随主动脉弓的异常，包括右颈总动脉直接发自主动脉弓、左颈总动脉与头臂干共干、左颈总动脉发自于头臂干和右位主动脉弓时位于头臂干的右侧（图2-1-1）。罕见变异有双侧颈总动脉共干、颈动脉缺如及颈动脉走行异常。

颈总动脉分叉位置变异较大，据统计资料显示，在甲状软骨上缘分叉者占60%～65%，平甲

状软骨分叉者占25%～28%，在甲状软骨上缘下方分叉者占8%～10%。

2.颈外动脉与颈内动脉位置关系变异 颈外动脉与颈内动脉起始段的位置关系变异较为常见，据统计资料显示，颈外动脉在颈内动脉前内侧者占75%～85%，在前方者占10%～17%，在前外者占1%～4%，在外侧者占1.5%～6%（图2-1-2）。

3.迷走右锁骨下动脉 迷走右锁骨下动脉又称异位右锁骨下动脉，是较常见的主动脉弓发育畸形，占正常人群的0.5%～1.5%。右锁骨下动脉不是发自头臂干，而是发自左锁骨下动脉起始部之后的主动脉弓或降主动脉，经食管后方或前方斜行到右侧。根据Edwards发育模式，它是颈

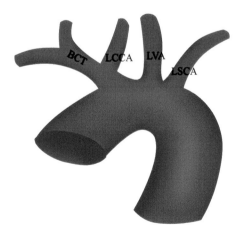

图2-1-1 头臂干和左颈总动脉共干，左椎动脉直接由主动脉弓发出

注：BCT.头臂干；LCCA.左侧颈总动脉；LVA.左侧椎动脉；LSCA.左侧锁骨下动脉

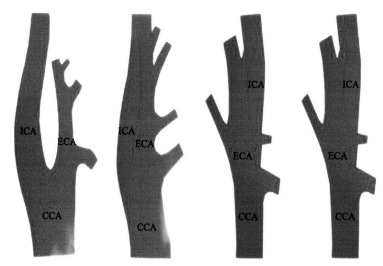

图2-1-2   颈外动脉与颈内动脉位置关系变异

注：CCA.颈总动脉；ECA.颈外动脉；ICA.颈内动脉

总动脉与右锁骨下动脉之间的右侧第4动脉弓部分退化中断的结果，一般在第4颈椎和第4胸椎间，80%位于食管后面，15%位于食管和气管之间，仅5%～10%位于气管前（图2-1-3）。

【病理生理】 颈动脉是供应颅内最重要的动脉系统，占整个脑血流供血的2/3，右侧颈总动脉起自头臂干，左侧颈总动脉起自主动脉弓，在气管两侧斜向上走行，在甲状软骨上缘水平分为

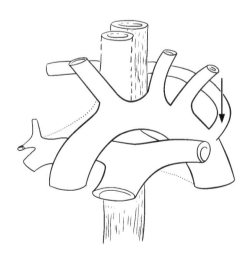

图2-1-3   主动脉弓发出4支血管，从右至左依次为右颈总动脉、左颈总动脉、左锁骨下动脉、右锁骨下动脉

注：箭头所示右锁骨下动脉发自于降主动脉，走行于气管后方

颈内动脉和颈外动脉。颈内动脉最终穿过颅底破裂孔入颅。某些罕见的颈动脉变异如颈动脉先天缺如会导致脑供血不足。此外，在颈动脉窦部包含大量来自舌咽神经的感觉神经末梢，作为压力感受器对颅内压进行调控。感受血压上升刺激后反射性促使内脏血管扩张，心率减慢，血压下降。同样在颈动脉体还存在化学压力感受器，通过感受动脉血氧、二氧化碳含量及血液pH变化对心血管及呼吸系统进行调节。当颈动脉缺如时，上述结构的缺失可引起心脑血管功能的紊乱。

【临床表现】

1.一般的颈动脉变异无明显临床症状，如颈总动脉起源异常及颈外动脉和颈内动脉位置关系变异。

2.特殊的颈动脉变异会出现脑供血不足、无脉征及双上肢血压不对称等临床症状，如颈动脉先天性缺如。

3.迷走右锁骨下动脉多无临床症状，仅有10%左右的患者食管受压严重，出现吞咽困难。

【超声表现及诊断要点】

1.颈外动脉与颈内动脉位置关系变异

（1）二维超声：横切面显示颈外动脉在颈内动脉前内侧、前侧、前外侧或外侧，颈内动脉内径大于颈外动脉；颈内动脉无分支结构，颈外动脉有分支（图2-1-4）。

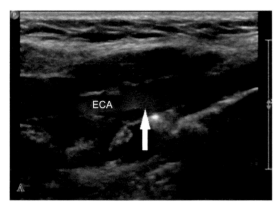

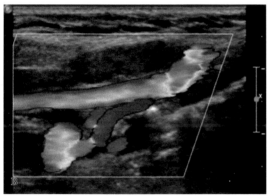

图2-1-4 颈外动脉二维声像图（A）和彩色多普勒图像（B）

注：箭头所示颈外动脉近心段可见分支。ECA.颈外动脉

（2）频谱多普勒：颈内动脉呈低阻力型、连续的三峰频谱，颈外动脉呈收缩期快速上升的高阻力型频谱。

特殊类型的可做颞浅动脉震颤试验，压迫颞浅动脉时，同侧颈外动脉频谱出现波动，颈内动脉不出现波动（图2-1-5）。

（3）诊断要点：根据有无分支结构首先判断颈内、外动脉，进而依据横断切面颈内、外动脉位置关系判断二者是否存在变异较为可靠。

2.迷走右锁骨下动脉

（1）超声表现：头臂干未显示，右颈总动脉直接发自主动脉弓，而且在主动脉弓近端未见右锁骨下动脉起始部，超声可做出提示。临床确诊依据CTA和DSA（图2-1-6）。

（2）诊断要点：超声斜切扫查右胸骨上窝时，未探及右锁骨下动脉起始段，右颈总动脉直接起自主动脉弓。

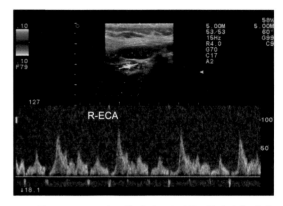

图2-1-5 压迫颞浅动脉，同侧颈外动脉频谱出现波动

注：R-ECA.右侧颈外动脉

【鉴别诊断】 颈动脉走行弯曲：中老年人群在颈部血管检测中有时会遇到颈动脉血管扭曲，严重者呈"线圈"状盘绕，造成对血管走行和血流方向的辨认困难。血管扭曲一般多见于颈总动脉、颈内动脉和椎动脉起始段，其中发生在颈内动脉显示更为困难，需与颈动脉走行异常或变异相鉴别。

鉴别方法：

（1）二维超声：纡曲血管走行常呈"S"形或"C"形，少数情况下可出现盘绕成"线圈"样或在分叉部颈内及颈外动脉分出呈"八"字形展开。

（2）彩色多普勒：血流成像在扭曲处出现血流方向改变，呈"S"形扭曲者做横向扫查可见同一条血管有多个节段管腔横断面。

【扫查时注意事项、要点和技巧】 检查时必须熟知正常颈动脉的解剖和走行，特别是迷走右锁骨下动脉易漏诊，一定要从每一支血管的开口处进行扫查，要灵活运用二维、彩色及频谱多普勒超声。

【报告书写要点与小结】 要清晰描述每支血管的走行，并描述清楚每支血管发自哪支血管；在诊断意见中，若不能做出明确诊断，应在意见中写出进一步检查方法（如DSA、CTA等）。

颈动脉走行异常，一般较常规的血管变异容易发现，超声能做出明确诊断，如颈内、外动脉和椎动脉的发育异常。靠近主动脉弓部的血管发育异常，由于声窗受限及气体干扰影响不能做

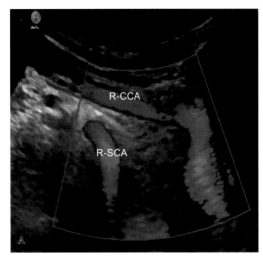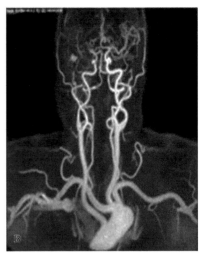

图2-1-6 迷走右锁骨下动脉彩色多普勒声像图（A）和CTA图像（B）

注：R-SCA.右侧锁骨下动脉；R-CCA.右侧颈总动脉

出明确诊断，应结合DSA和CTA等检查以明确诊断。

（赵永锋）

主要参考文献

唐杰，温朝阳.腹部和外周血管彩色多普勒超声诊断学.第3版.北京：人民卫生出版社，2007.

（美）尤弗莱克尔.血管解剖学图谱—血管造影方法.第2版.陶晓峰，等译.天津：科技翻译出版公司，2009.

任卫东，唐力.血管超声诊断基础与临床.北京：人民军医出版社，2005.

张朝佑.人体解剖学.第3版.北京：人民卫生出版社，2001.

第二节　椎动脉先天性发育异常超声诊断

椎动脉先天性发育异常是一种少见的变异，患者可表现出单侧或双侧椎动脉供血不足，目前为止并未引起人们的足够重视。椎动脉正常内径3～4mm，一般认为两侧相差1/3～2/5则为发育异常。正常人群中73%的个体两侧椎动脉不对称，其中80%左侧椎动脉较粗大；老年人椎动脉常走行弯曲，影响超声观察并产生可疑的血流紊乱。此外还有一些椎动脉变异也可能影响到其血流动力学。

【病因和发病机制】 椎动脉由左、右锁骨下动脉发出，入C_6横突孔后沿C_6至C_1上行，经枕骨大孔在颅底汇合为1条主干（基底动脉）。其与颈内动脉颅底段共同组成Willis环，为脑组织供血。这种结构有很大的侧支循环潜力，可有效减

轻单侧椎动脉阻塞所引起的病理效应。

椎动脉发育异常在很大程度上为遗传因素所控制，近年来研究发现其还与力学因素、细胞相对位置等有关。

【病理解剖】

1.位置异常

（1）起源异常：椎动脉起自主动脉弓或同侧颈总动脉，当起自同侧颈总动脉时，多合并其他血管异常，如右迷走锁骨下动脉。

（2）起点异常：椎动脉起自锁骨下动脉根部。

2.走行异常

（1）低位走行变异：自C_5或C_4横突孔入椎上行。

（2）高位走行变异：自C_3以上横突孔入椎

上行。

3.形态异常

（1）重复型：自锁骨下动脉不同位置发出2支椎动脉上行，并于某一位置汇合成1支。

（2）有孔型：椎动脉在某一节段分叉后又汇合，使局部呈"环形"。

4.椎动脉发育异常 永存颈内-基底动脉吻合（persistent carotid-basilar artery anastomoses）。在胚胎发育过程中有4根连接颈内动脉及基底动脉的血管，称为节间动脉，分别为三叉、内听、舌下及寰前节间动脉（图2-2-1）。如胚胎性血管吻合支没有退化并持续到成年，即成为永存颈内-基底动脉吻合。

寰前节间动脉（proatlantal intersegmental artery）存在2种变异：①38%起源于颈内动脉（ICA）背侧（图2-2-2A）；②50%起源于颈外动脉（ECA）（图2-2-2B）。吻合平面以下50%一侧或双侧椎动脉发育不良，50%伴发颅内动脉瘤。

【病理生理】 单纯椎动脉走行变异及形态异常对椎-基底动脉的血供影响不明显。但如果是永存寰前节间动脉伴同侧椎动脉发育不良时，如果起源动脉（颈内动脉或颈外动脉）发生狭窄或闭塞等病变时，椎-基底动脉系统血供则会受到影响。

【临床表现】 多数椎动脉发育异常者无明显临床症状，如受椎体压迫者可出现椎-基底动脉供血不足症状。一些走行变异，尤其为高位走行变异，如合并颈椎病，则可能出现体位性供血不足，如头偏向一侧时出现头晕、目眩等症状。

【超声表现】 超声主要观察椎动脉走行、形态及位置，测量椎动脉内径及流速时，要测椎动脉椎间段比较平直均匀的节段（图2-2-3～图2-2-10）。彩色及频谱多普勒更有助于细小椎动脉的发现。当扫查不到椎动脉时要结合CTA等其他一些临床资料综合判断。

【鉴别诊断】 永存寰前节间动脉伴椎动脉发

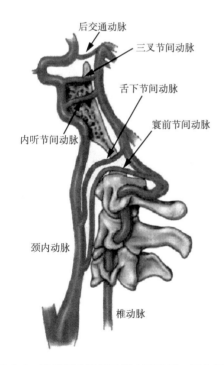

图2-2-1 连接颈内动脉及基底动脉的4根节间动脉

［摘自：Luh GY;Dean BL;Tomsick TA;Wallace RC. The persistent fetal carotid-vertebrobasilar anastomoses. American Journal of Roentgenology, 1999, Vol.172:1427-1432.］

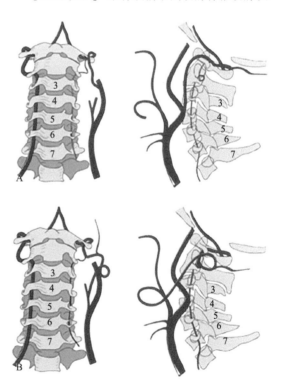

图2-2-2 A.寰前节间动脉起源于颈内动脉伴同侧椎动脉发育不良；B.寰前节间动脉起源于颈外动脉伴同侧椎动脉发育不良

［摘自：Pearse Morris. Practical Neuroangiography Philadelphia.USA: LIPPINCOTT WILLIAMS & WILKINS, a WOLTERS KLUWER business, 2013:156］

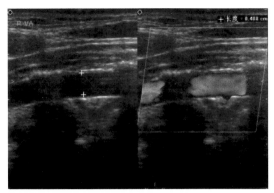

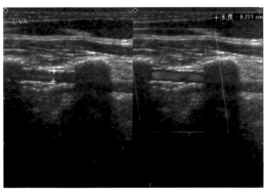

图2-2-3　椎动脉发育不对称，右侧较粗，左侧较细

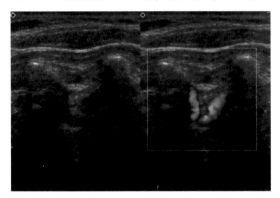

图2-2-4　椎动脉椎间段呈"V"形弯曲

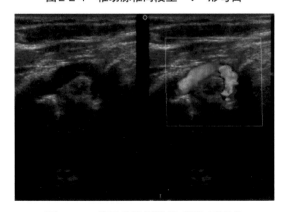

图2-2-5　椎动脉椎间段呈"C"形弯曲

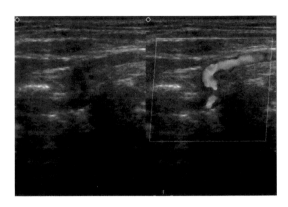

图2-2-6　椎动脉颈段呈"S"形弯曲

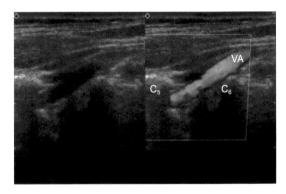

图2-2-7　椎动脉自 $C_6 \sim C_5$ 椎间段入椎
注：VA.椎动脉

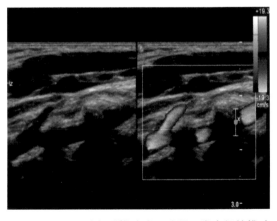

图2-2-8　重复型椎动脉，除见正常走行的椎动脉外，还可见另一支椎动脉于 $C_4 \sim C_3$ 椎间段与椎间段椎动脉汇合

育不良应与椎动脉闭塞相鉴别，如果扫查不到椎动脉时，要仔细观察椎动脉二维结构是否存在。

【扫查时注意事项、要点、技巧】　要从椎动脉根部扫查，有时甲状颈干有小分支伸向椎体，

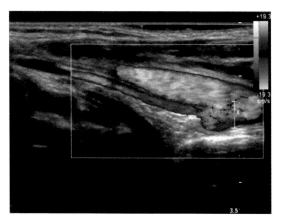

图2-2-9 重复型椎动脉，另一支椎动脉自锁骨下动脉发出

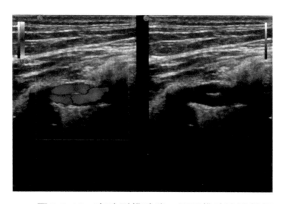

图2-2-10 有孔型椎动脉，可见椎动脉局部呈"环形"

避免将其误认为椎动脉。

【报告书写要点与小结】 报告中要描述椎动脉内径、走行、起始位置及形态，如不能确定椎动脉是否存在，应建议做进一步检查。

当超声未探及椎动脉时，要考虑到以上几种变异的存在（很可能为永存寰前节间动脉伴同侧椎动脉发育不良），应建议进一步做CTA检查，

以区别椎动脉后天性闭塞。

（韩永峰）

主要参考文献

赵海玲，王之平，王君松.永存颈内-基底动脉吻合的CTA诊断.放射学实践，2012，27（10）：1065-1068.

第三节　椎动脉狭窄和闭塞超声诊断

椎动脉分为颅外段和颅内段。颅外段椎动脉分为颈段（起始段、V_1 段）、椎间隙段（V_2 段）、枕段（V_3 段）；椎动脉通过枕骨大孔入颅后称颅内段（V_4 段）。椎动脉任意一段均可发生狭窄或闭塞。

【病因和发病机制】 多数情况下引起椎动脉狭窄的原因为动脉粥样硬化斑块形成，但还有一些为其他原因，如多发性大动脉炎（主要引起椎动脉起始段狭窄）及椎动脉夹层（图2-3-1，图2-3-2）。

【病理生理】 椎动脉狭窄或闭塞会影响后循环的供血，但由于有后交通支的存在构成了颅内Willis环，当椎-基底动脉闭塞时，可通过前循环代偿。

【临床表现】 椎动脉狭窄或闭塞会产生后循环缺血的症状，包括头晕、眩晕、肢体或头面部的麻木、肢体瘫痪、感觉异常、步态或肢体共济失调、构音或吞咽障碍、跌倒发作、偏盲、声

嘶，Horner综合征等。如颅内后交通支发育良好，可产生椎-基底动脉盗血，从而出现前循环缺血的症状。

【超声表现及诊断要点】

（一）超声表现

1.椎动脉狭窄 椎动脉不同位置的狭窄，二维超声基本相同，管腔内可见斑块等异常回声致管腔变小，但CDFI血流动力学改变不同，尤其是重度狭窄。

由于椎动脉狭窄的超声评价目前尚缺乏统一国际标准。本文介绍2009年宣武医院发表于AJR（2009）的诊断标准（表2-3-1）。

（1）椎动脉颈段（V_1 段）重度狭窄：V_1 段流速升高达到诊断标准（图2-3-3，图2-3-4），V_1 远心段、V_2 段、V_3 段血流速度明显减低，PSV OR / PSV IV≥4.0，出现低阻力性血流频

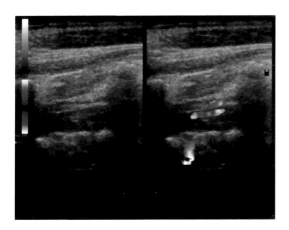

图2-3-1 椎动脉夹层伴血栓形成累及颈段

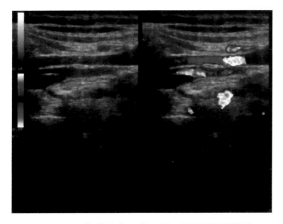

图2-3-2 椎动脉夹层伴血栓形成累及椎间段

表2-3-1 椎动脉狭窄血流动力学参数标准

狭窄程度	PSV (cm/s)	EDV (cm/s)	PSV OR/PSV IV
＜50%（轻度）	85～140	27～35	1.3～2.1
50%～69%（中度）	140～220	35～50	2.1～4.0
70%～99%（重度）	≥220	≥50	≥4.0
闭塞	无血流信号	无血流信号	无血流信号

PSV OR.超始段、V₁段；PSV IV.椎间隙段、V₂段
（AJR：2009 193：1434-1438）

谱改变（图2-3-5），这是与中度狭窄鉴别的重要特征。

（2）椎间段（V₂段）重度狭窄：V₂段局限性血流速度升高达到诊断标准，V₂远心段及V₃段血流速度明显减低，出现低阻力性血流频谱改变。狭窄以近段及V₁段流速相对减低，血流频谱出现高阻力性改变。

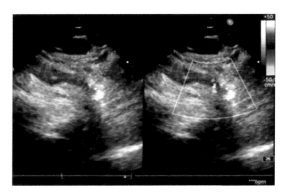

图2-3-3 椎动脉起始处狭窄，椎动脉起始段可见高速五彩血流

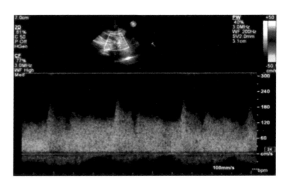

图2-3-4 椎动脉起始处可录得流频谱

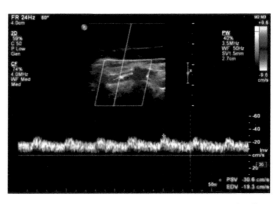

图2-3-5 椎动脉椎间段录得低速低阻力型频谱

（3）枕段（V₃段）重度狭窄：狭窄段血流速度明显升高达到诊断标准，近端即V₂段、V₁段流速相对减低，血流频谱出现高阻力性改变。

（4）椎动脉多处狭窄：当椎动脉多处狭窄时，对于狭窄程度的诊断不能再依赖于上述标准，主要依靠二维超声、彩色及频谱多普勒（图2-3-6～图2-3-8）。

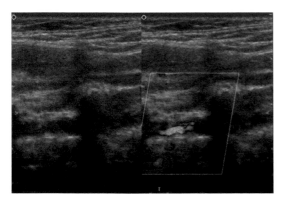

图2-3-6　椎动脉$C_4 \sim C_3$椎间段60%～65%狭窄

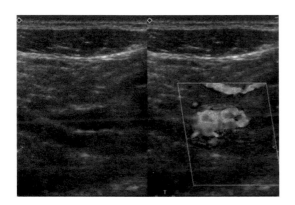

图2-3-7　椎动脉起始段50%～55%狭窄

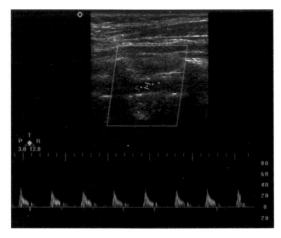

图2-3-8　椎动脉$C_6 \sim C_5$椎间段单峰频谱，提示远端闭塞或重度狭窄

2.椎动脉闭塞　椎动脉闭塞性病变的灰阶显像表现为管腔内异常回声充填，但是闭塞的阶段不同，CDFI的血流影像特征不同。

（1）全程闭塞：椎动脉从$V_1 \sim V_3$段全程CDFI检测无血流信号（图2-3-9，图2-3-10）。

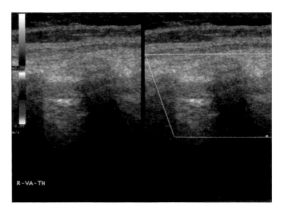

图2-3-9　椎间段全程闭塞，图像显示椎间段无血流信号

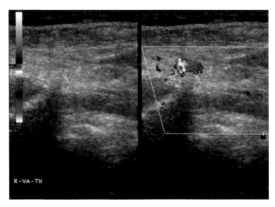

图2-3-10　颈段全程闭塞，图像显示颈段无血流信号

（2）V_1段闭塞：CDFI检测V_1段无血流信号（图2-3-11），$V_2 \sim V_3$段可检测到低速血流信号，沿椎动脉走行可检测到侧支动脉血流向V_2段供血，多普勒频谱出现低阻力性改变。当V_1段急性闭塞，无侧支循环建立，但对侧椎动脉血流逆向供血时，患侧$V_2 \sim V_3$段出现低速单峰逆向（颅内向颅外）的血流信号（图2-3-12，图2-3-13）。

（3）V_4段闭塞（颅内段）：闭塞于V_4段小脑后下动脉分支前，$V_1 \sim V_3$段可检测到低速单峰型（无舒张期）血流信号。闭塞于小脑后下动脉之后，则可检测到低速高阻力型（舒张期流速低平）信号（图2-3-14）。

（4）节段性闭塞：椎动脉部分节段无血流信号，部分节段可见侧支循环形成，未闭塞节段

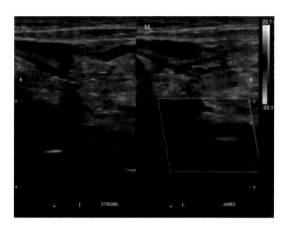

图2-3-11　椎动脉颈段闭塞，图像显示椎动脉颈段无血流信号

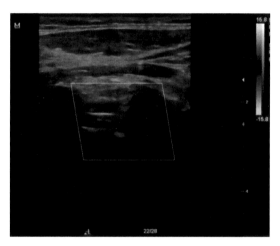

图2-3-12　椎动脉颈段闭塞，椎间段呈反向血流，血流颜色与同侧静脉相同

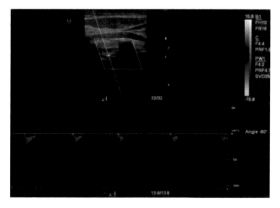

图2-3-13　椎动脉颈段闭塞，椎间段呈反向低速单峰频谱

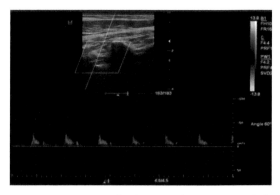

图2-3-14　双侧椎动脉均呈高阻力型，则考虑闭塞节段可能位于基底动脉

血流可为正向也可为反向，频谱多为低速单峰频谱。

（二）诊断要点

椎动脉狭窄多见于起始段，管腔不同程度变细，彩色多普勒显示受累椎动脉腔内血流充盈缺损，明显狭窄处呈五彩镶嵌花色血流信号，椎动脉轻、中度狭窄时，远端频谱形态未见明显异常，重度狭窄时，远端频谱形态呈低搏动改变。椎动脉闭塞时，管腔内可见不均匀回声充填，无血流信号；有时椎动脉走行区域可有侧支注入，远端探及低速低搏动性血流频谱。

【鉴别诊断】　当椎动脉频谱形态异常时，要嘱受检者变换体位检查，以避免因体位原因造成椎动脉受椎体压迫而引起频谱改变（图2-3-15，图2-3-16）。

椎动脉起始段闭塞引起的椎间段反向血流需与完全型锁骨下动脉盗血相鉴别（图2-3-17，图2-3-18）。椎动脉起始段闭塞时，椎间段的反向血流呈浅色，频谱呈倒置的低速单峰，只存在于收缩期，时限很短。完全型锁骨下动脉盗血的反向血流颜色较亮，存在于收缩期及舒张期，可为持续性。

【扫查时注意事项、要点和技巧】　由于椎动脉在颈部位置较深，尤其是左侧椎动脉起始段，应选择线阵探头与凸阵探头联合检测。

【报告书写要点与小结】　椎动脉狭窄要描述狭窄部位、狭窄程度。如为多处狭窄，要标明最窄处的部位及狭窄率。椎动脉闭塞也应描述狭

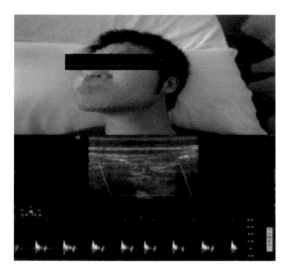

图2-3-15 患者头偏向右侧时，左侧椎动脉频谱呈低速单峰频谱

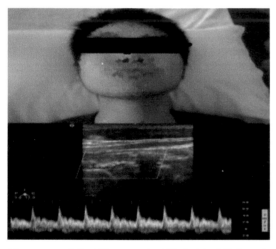

图2-3-16 患者头转正时，左侧椎动脉频谱恢复正常

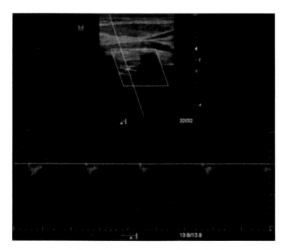

图2-3-17 椎动脉起始段闭塞时椎间段的反流频谱

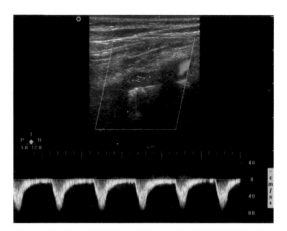

图2-3-18 锁骨下动脉盗血的椎间段反流频谱

窄部位及狭窄程度或狭窄率，结论应包括闭塞类型，如局限性、节段性或完全闭塞。

有时椎动脉位置比较深，在椎动脉录不到彩色血流时，要仔细扫查并取多普勒频谱，以避免误诊。此外当发现椎动脉频谱形态异常时，要注意是否为椎动脉的多处病变。

【治疗方案】 经皮血管内支架成形术被引入用于治疗椎动脉粥样硬化狭窄引起的脑干缺血，近年来在国内也越来越多地开展，临床和影像学均证实其安全有效，特别是近期疗效肯定。术前需对椎动脉狭窄性病变进行评估，术后需进行严密随访。椎动脉超声检查不但能显示血管及支架的形态改变，还能提供重要的血流动力学信息，且无创、方便、廉价，是支架置入术前、术后评估随访的首选手段。

1.椎动脉支架置入术前的超声检测内容 椎动脉走行情况，明确狭窄的部位及程度，狭窄处斑块情况，狭窄段及相邻段管径，狭窄段血流动力学指标。

2.椎动脉起始处支架置入术后的超声评价 早期应注意有无支架移位、扭曲和塌陷变形，有无血管壁损伤及急性血栓形成等。椎动脉管腔细小，支架内结构常显示困难，多通过观察支架段有无湍流信号、支架段及其远端血流速度及频谱形态改变，并与支架置入前的参数比较，综合判断支架有无狭窄。

（韩永峰）

主要参考文献

华扬.惠英晶，邢瑛琦.中国脑卒中血管超声检查指导规范.中华医学超声杂志（电子版），2015，12（8）：599-610.

何文.颈动脉彩色多普勒与临床.北京：科学技术文献出版社，2007.

第四节　颈动脉体瘤超声诊断

颈动脉体瘤是一种较为少见的化学感受器肿瘤，为副神经节瘤的一种，发生于颈总动脉分叉部位的颈动脉体。任何年龄均可发病，好发于30～40岁，多数生长缓慢，表现出良性肿瘤的特征，5%～10%属于恶性。

【病因和发病机制】　颈动脉体瘤属一种化学感受器肿瘤，位于颈总动脉分叉后面的动脉外膜层内，肿瘤来自副神经节组织的非嗜铬副神经节瘤，故亦称颈动脉体副神经瘤。病因不明，一般认为与慢性缺氧有关，在高原地区人群发病率较高。长期慢性低氧刺激，使颈动脉体代偿性增生，最终形成颈动脉体瘤。有家族史者多为双侧发病。

【病理解剖】　颈动脉体是一个细小的卵圆形或不规则形的粉红色组织，位于颈总动脉分叉处后方，借结缔组织连于动脉壁上，大小不一，平均直径约3.5mm，平均体积为6mm×4mm×2mm左右，其血供主要来自颈外动脉，血液通过咽后和舌静脉回流。颈动脉体瘤肉眼观察肿瘤为红棕色，圆形或卵圆形，有分叶，外有包膜。细胞主要为多边形，胞质嗜伊红染色，内含很多空泡和微粒体。恶变发生率为5%～10%。

【临床表现】　本病主要表现为颈部下颌角下方无痛性肿块，多数生长缓慢，发生恶变或瘤体内变性者，短期可迅速增大。可出现局部压迫症状，如压迫颈总动脉或颈内动脉出现头晕、耳鸣、视物模糊甚至晕厥等脑缺血症状，压迫喉返神经出现声音嘶哑、呛咳，压迫舌下神经出现伸舌偏斜，压迫交感神经出现Horner综合征，压迫气管出现呼吸困难等。少数患者合并颈动脉窦综合征，因体位改变，肿瘤压迫颈动脉窦引起心搏减慢、血压下降、晕厥等症状。有的肿瘤可向咽部生长，检查时咽侧壁饱满、膨隆。因颈动脉体瘤附着于

动脉鞘，故可向侧方移动，但垂直方向活动受限。部分肿块可扪及搏动和闻及血管杂音。颈动脉体瘤的最典型体征是Fontaine征：下颌角下的颈部肿块附着于颈总动脉分叉部位，肿块可水平方向移动少许，但不沿颈动脉方向移动。

【超声表现及诊断要点】

（一）超声表现

1.二维超声　颈动脉分叉处可探及实质性低回声肿块图像，边界清晰，轮廓规整或呈分叶状，肿块大者可达20mm，肿块与颈动脉关系密切。肿块较小时，多位于颈动脉分叉处的外鞘内，可使颈内和颈外动脉的间距较大，肿块较大时，围绕颈总、颈内及颈外动脉生长，将这些血管包裹（图2-4-1）。

2.彩色多普勒　肿块内部可探及较丰富的动、静脉血流信号，并可见颈外动脉的分支直接进入肿块内部。可清晰显示肿块与颈动脉的关系（图2-4-2，图2-4-3）。由于肿块的挤压，颈内动脉、颈外动脉可明显受压或向外移位。受压的颈动脉彩色血流束变细，严重者可见多彩血流。较大的肿块可部分甚至完全包裹颈内动脉和颈外动脉。

3.频谱多普勒　肿瘤血管及颈外动脉多呈低

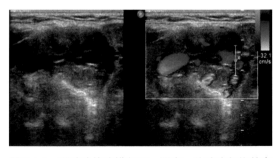

图2-4-1　颈动脉体瘤横断面，颈内、外动脉包绕其内

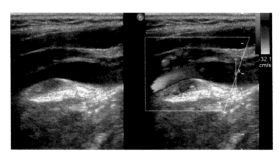

图2-4-2 纵切面显示颈内动脉及周围瘤体

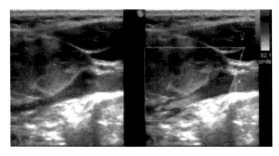

图2-4-3 纵切面显示颈外动脉及周围瘤体

阻动脉频谱。颈动脉压迫试验：于压迫前后分别测两侧颈动脉血流速度及血流量，若压迫后患侧血流完全阻断，近心段无血流信号，远端有逆向血流信号，对侧血流加快，血流量明显增多，表明侧支良好。

（二）诊断要点

1.位置　位于颈总动脉分叉内，使其夹角增宽增大；包绕颈总动脉及颈内、外动脉生长。

2.边界　边界清晰，有包膜。

3.内部回声　肿瘤内部常呈低回声，可伴有稍强回声成分。

4.CDFI　内部血流信号较丰富，血供多来源于颈外动脉。

【鉴别诊断】 颈动脉体瘤较少见，误诊率较高。需要与颈部肿大淋巴结、动脉瘤、腮源性囊肿、神经纤维瘤及淋巴瘤相鉴别。鉴别多须依赖影像学检查。超声对于鉴别诊断特异性较高，主要依据为肿块位置及其与颈动脉的关系。

【扫查时注意事项、要点和技巧】 因肿瘤一般位于颈动脉分叉处，所以扫查时一般主要在颈总动脉分叉处扫查。横切面可观察肿块与颈动脉的关系，横切面与纵切面相结合可测量肿块的大小。彩色血流可观察肿块血流及血供来源。

【报告书写要点与治疗方案】 报告要描述肿块位置、大小、形态、血供及与颈动脉的关系。

治疗以手术切除为主，由于瘤体血供丰富，病变部位特殊，手术风险大、出血多。术前颈动脉压迫训练有助于颅内侧支循环的建立。手术方式有肿瘤剥离术、肿瘤切除并血管重建术及肿瘤切除并血管结扎术。超声术前应提示肿瘤大小、内部血流情况，与颈内、外动脉的位置关系等相关信息。

（韩永峰）

主要参考文献

李治安，等.临床超声影像学.北京：人民卫生出版社，2003.

陆恩祥，任卫东.血管超声诊断图谱.沈阳：辽宁科学技术出版社，1999.

第五节　颈静脉扩张及相关疾病鉴别超声诊断

Valsalva检查或有胸腔内压力增大动作时，颈下部出现膨隆，均应考虑颈静脉扩张症的可能。诊断需与对侧颈内静脉相对比，表现为颈内静脉的纺锤形扩张，其不同于扭曲状的静脉曲张。颈静脉扩张症由Harris于1928年首先报道，Gerwig于1952年又进一步阐明其特点。

一、颈静脉扩张

【病理解剖】 颈内静脉的扩张多发生于颈内静脉下1/3段，颈外静脉、颈前静脉、面后静脉等静脉也可发生扩张。

【病理生理】 大多数颈内静脉扩张无明确的

病因，既无明确的远端阻塞，也没有局部炎症或明确的外伤，所以可能是一种自发性疾病或双侧颈静脉先天发育不对称。

【临床表现】 Valsalva检查或有胸腔内压力增大动作时，颈下部出现膨隆，均应考虑颈静脉扩张症的可能。

【超声表现】 彩色多普勒检查是首选的检查方法，因其价廉、无创伤且扫描范围广，而且可以准确地反映病变程度及与周围结构的关系。

1.二维超声 颈内静脉内径较健侧增宽，以近头臂静脉处增宽为多见（图2-5-1），因为此处有静脉瓣存在，形成静脉窦。

2.彩色多普勒 彩色血流可在瘤样扩张处形成涡流（图2-5-2）。

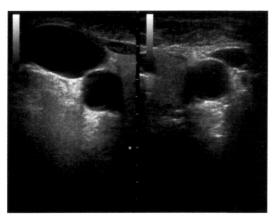

图2-5-1 双侧颈内静脉横断面，右侧颈内静脉明显比左侧宽

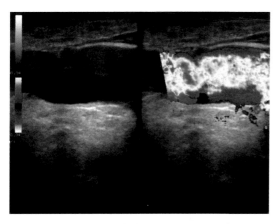

图2-5-2 右侧颈内静脉扩张，二维呈囊袋样改变，彩色血流部分呈涡流

【鉴别诊断】

1.儿童颈下部的囊性膨隆需与鳃裂囊肿、甲状舌管囊肿、皮样囊肿、囊性水瘤、静脉畸形及动静脉畸形相鉴别。鉴别要点：颈内静脉扩张在胸腔内压力增大时膨隆明显，且没有搏动及动脉样吹风样杂音，而其他囊性包块可以透照。

2.需与颈部血管瘤相鉴别。有些血管瘤自颈外静脉向外生长，呈分隔样。

【扫查时注意事项、要点和技巧】 因颈内静脉沿颈总动脉走行，所以扫查时可沿颈动脉扫查，颈内静脉位于颈总动脉外侧，扫查时注意手法轻柔，避免压闭静脉管腔。

【报告书写要点与治疗方案】 与对侧颈内静脉内径相对比，超声可提示颈内静脉内径增宽或瘤样增宽，血流速度是否减低注意观察静脉管腔内是否有血栓形成，静脉瓣发育情况及功能如何。

保守观察应是目前主要倡导的方法。

二、颈静脉怒张

正常人立位或坐位时，颈外静脉并不显露，于平卧位时稍见充盈，但仅限于锁骨上缘至下颌角距离的2/3处，若超过上述水平或半卧位45°时颈静脉充盈、胀大、饱满则称颈静脉怒张，表明静脉压增高，为不正常现象。

【病因和发病机制】 引起右心衰竭的各种器质性疾病，主要为体循环静脉压增高的表现，心包疾病（包括上腔静脉综合征、缩窄性心包炎），上腔静脉综合征（包括上腔静脉血栓或上腔静脉受压）。

【临床表现】 患者多无严重不适，多因颈部可扪及肿块而就诊，于屏气、咳嗽、大声说话时明显增大，局部压迫肿块变小，半卧位及立位可观察到颈外静脉中下段充盈扩张（图2-5-3），另外可合并下肢水肿等右心衰竭表现。

【超声表现】 超声表现主要为颈外静脉局部呈囊状、梭形扩张，边界清晰，管腔内呈液性无回声，彩色血流充盈管腔。

【扫查时注意事项、要点和技巧】 扫查时可自耳垂下方沿胸锁乳突肌向下扫查。由于静脉很表浅，所以扫查时探头要特别轻地置于皮肤扫查。

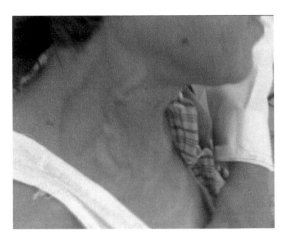

图2-5-3 颈静脉怒张,图示坐位可见颈静脉充盈

【报告书写要点】 同颈静脉扩张,超声可定位扩张的节段,并测量较宽处的内径。

三、颈静脉血管瘤

血管瘤为先天性疾病,由中胚层残留组织发展形成,活跃的内皮样胚芽侵入邻近组织,形成内皮样条索,经管化后与遗留的血管相连而形成。

【病因和发病机制】 血管瘤是血管在胚胎发育过程中,某一阶段发育障碍,使其形态停止在该阶段,如在某一阶段的正常发育过程中发生障碍或异常,则可出现该阶段正常发育形态的畸形。

【病理解剖】 血管瘤由大量增生的血管所构成。根据其成分可分为毛细血管瘤、海绵状血管瘤及蔓状血管瘤。毛细血管瘤由交织、扩张的毛细血管组成。海绵状血管瘤由大量血管腔及衬有内皮细胞的血窦组成,窦腔充满血,彼此相交通,呈海绵状结构。蔓状血管瘤主要由扩张的动脉与静脉吻合而成。

【临床表现】 颈部血管瘤的症状及体征视瘤体类型、大小、侵犯部位、深浅及范围而定,多数血管瘤侵犯表浅组织较多,如皮下组织;一般为圆形、扁平形或不规则形,高出皮面的结节状或分叶状肿瘤,局部皮肤颜色为暗红色(图2-5-4)。

【超声表现】包块边界规整、清晰;通常为含有小腔的混合结构,呈低回声或无回声伴分隔,也可呈中等回声;血栓性血管瘤可能有后部回声

衰减;彩色多普勒见其内有斑点样血流信号,亦可见散在彩色血流(图2-5-5~图2-5-7)。

【鉴别诊断】 海绵状血管瘤又称静脉畸形。

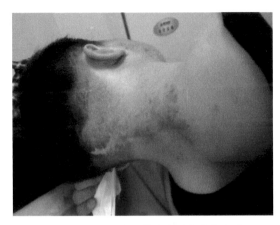

图2-5-4 一例患者血管瘤术后复发体表外观

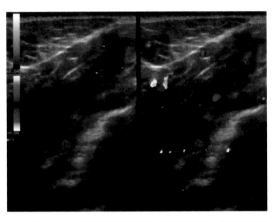

图2-5-5 颈肩部血管瘤,呈分隔样,彩色多普勒可见斑片样血流

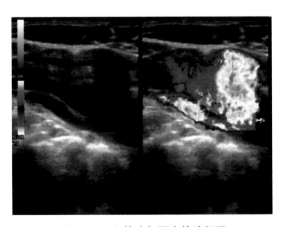

图2-5-6 血管瘤与颈内静脉相通

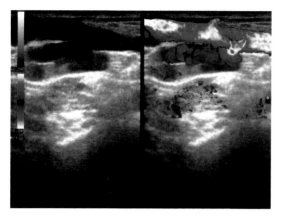

图2-5-7 血管瘤与颈外静脉相通

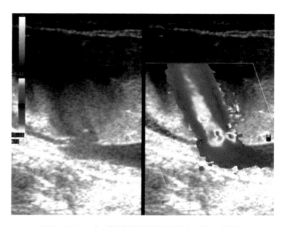

图2-5-8 与浅静脉相通的海绵状血管瘤

有时我们会遇到类似假性动脉瘤的静脉疾病，很多情况下它实际上是起源于浅静脉主干的海绵状血管瘤，有些甚至起源于颈外静脉。二维超声见瘤腔与静脉主干相通（图2-5-8）；一般会有分隔，呈蜂窝状。彩色多普勒示：可见低速血流或者探头加压可见血流信号。

【扫查时注意事项、要点和技巧】 扫查血管瘤重点观察其血流情况及其与周围血管的关系。有时血管瘤会与主干静脉相通。

【超声书写要点与治疗方案】 超声描述应包括血管瘤大小、形态、边界及内部血流情况，注意观察其与主干血管的关系。

目前颈部血管瘤的治疗包括激光治疗、冷冻治疗、硬化剂治疗及手术治疗。

（韩永峰）

主要参考文献

林恩平，林友国，谢彬，等.彩色多普勒超声对颈内静脉扩张症的诊断价值.临床超声医学杂志，2012，14（10）：716-717.

杨荣.颈内静脉扩张症的超声诊断价值.现代医药卫生，2010，26（16）：2439-2440.

第六节 锁骨下动脉盗血综合征

锁骨下动脉盗血综合征（subclavian artery steal syndrome，SSS）是一侧锁骨下动脉近心段（指发出椎动脉之前的节段）或头臂干显著狭窄或闭塞，使得狭窄处远端的血管管腔内压力明显降低，当压力足够低时，通过虹吸作用使同侧椎动脉血流逆流入锁骨下动脉，也使对侧椎动脉血流被部分盗取供应患肢，导致椎-基底动脉供血不足症状。

【病因和发病机制】 最常见的病因是动脉粥样硬化，其次是多发性大动脉炎，较少见的病因有动脉栓塞、锁骨下动脉瘤及先天畸形等，这些原因导致锁骨下动脉（指发出椎动脉之前的节段）或头臂干狭窄或闭塞，引起锁骨下动脉远端

血管腔内压力降低，当压力足够低时，通过虹吸效应，使同侧椎动脉血流逆流入锁骨下动脉远端。图2-6-1和图2-6-2分别为正常椎动脉血流方向及盗血时椎动脉血流方向示意图。

【病理解剖】 此外还有颈动脉窃血和椎-基底动脉盗血，盗血的发生与头颈部血管的解剖结构有关，颅内动脉交通构成的Willis环为盗血发生的基础（图1-2-1）。

【临床表现】 患者常表现为患侧上肢无力、发凉、麻木、无脉或脉弱，头痛、头晕、视物不清等椎-基底动脉供血不足的表现。患侧血压较健侧明显低，当锁骨下动脉或头臂干狭窄严重时，患侧上肢血压甚至测不到，狭窄严重时颈根

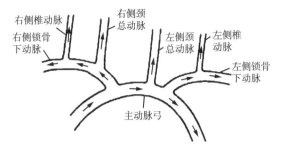

图2-6-1　正常颈动脉血流方向

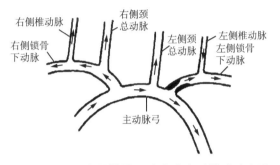

图2-6-2　左侧锁骨下动脉狭窄时椎动脉血流方向

部可闻及血管杂音。

【超声表现及诊断要点】

（一）超声表现

根据患侧椎动脉血流方向及频谱形态，锁骨下动脉盗血主要分为3型：完全型盗血、部分型盗血、隐匿型盗血。

（1）完全型锁骨下动脉盗血：①椎动脉血流反向与椎静脉颜色相同，频谱完全倒置（图2-6-3）；②同侧锁骨下动脉起始段或近心段（发出椎动脉之前的节段）通常存在重度以上的狭窄（图2-6-4）。

（2）部分型锁骨下动脉盗血：①椎动脉血流呈红蓝相间，呈现收缩期频谱不完整，部分频谱倒置位于基线的另一侧（图2-6-5）；②同侧锁骨下动脉起始段或近心段（发出椎动脉之前的节段）通常存在中度以上的狭窄。

（3）锁骨下动脉隐匿型盗血：①患侧椎动脉彩色血流及频谱方向正常，但频谱形态发生改变，收缩期频谱波形可见切迹样改变（图2-6-6）；②同侧的锁骨下动脉在椎动脉发出之前有中度以上的狭窄（图2-6-7）；③做束带试验可诱发出患

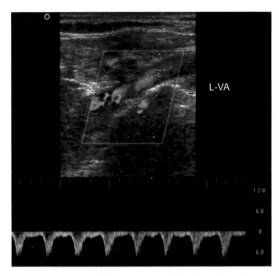

图2-6-3　左侧椎动脉频谱血流完全倒置
注：L-VA.左椎动脉

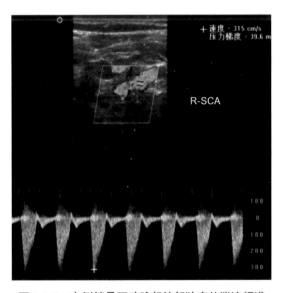

图2-6-4　右侧锁骨下动脉起始部狭窄处湍流频谱
注：R-SCA.右锁骨下动脉

侧椎动脉收缩期血流速度减低，甚至血流方向改变，可呈现收缩期部分频谱倒置。

（二）诊断要点

临床出现上肢脉搏减弱或无脉。超声检查患侧上肢动脉，二维超声无异常改变，脉冲多普勒出现血流频谱反向血流减少或消失，血流速度减慢，彩色多普勒显示同侧椎动脉彩色血流与同侧颈总动脉血流色彩相反，脉冲多普勒出现椎动

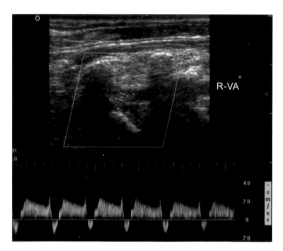

图2-6-5 右侧椎动脉收缩期血流方向逆转

注：R-VA. 右椎动脉

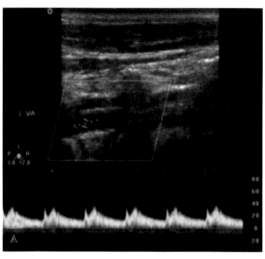

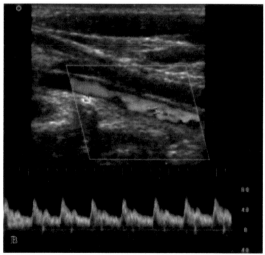

图2-6-6 A. 左侧椎动脉频谱收缩期切迹样改变；B. 正常椎动脉频谱形态

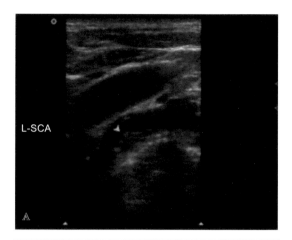

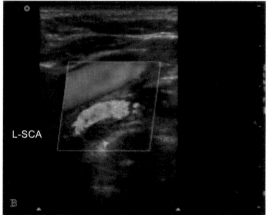

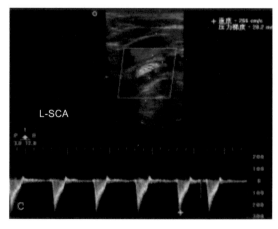

图2-6-7 A、B、C分别为左侧锁骨下动脉（L-SCA）狭窄的二维、彩色及频谱多普勒图像

脉收缩早期反向血流或双期反向频谱，即可诊断本病。

【鉴别诊断】 锁骨下动脉盗血（部分型）需与椎动脉循环阻力增大出现反向波相鉴别。后者是由于椎动脉血液循环阻力增大所致，反向波出现在舒张早期，而且持续时间很短。

锁骨下动脉盗血（完全型）需与椎动脉起始段闭塞、椎间段呈现反向血流相鉴别。后者椎间段的反向血流呈浅色，频谱呈倒置的低速单峰，只存在于收缩期，时限很短。

【扫查时注意事项、要点和技巧】 判断椎动脉的血流方向是否正常时，可参考同侧的颈总动脉或椎静脉。有少数人的椎动脉会绕过第6、5、4椎体由第3横突孔入椎，此时注意不要把椎静脉误认为椎动脉而诊断为锁骨下动脉盗血。

【报告书写要点与小结】

1.二维超声 锁骨下动脉及椎动脉管壁是否增厚，是否有粥样硬化斑块，狭窄程度；管腔内是否有血栓等异常回声；是否有发育畸形及血管受压等情况。

2.彩色及频谱多普勒 患侧椎动脉内血流方向是否正常，频谱形态有何改变，健侧椎动脉血流速度是否加快；患侧锁骨下动脉是否见五彩镶嵌的花色血流信号，能否探及高速湍流频谱。

掌握锁骨下动脉盗血综合征形成的解剖学基础及病因。注意部分型盗血表现为收缩期出现逆流，完全型盗血表现为收缩期和舒张期均为反向血流，隐匿型盗血表现为椎动脉频谱形态的改变。注意必须合并锁骨下动脉的狭窄，才可诊断。

【治疗方案】 20世纪80年代，经皮腔内血管成形术（percutaneous transluminal angioplasty,

PTA）和经皮血管内支架成形术，被用于锁骨下动脉狭窄性病变的治疗，临床证明其具有安全、有效、创伤小、恢复快等优点，并发症和死亡率明显低于外科手术治疗，已成为治疗动脉硬化性狭窄的主要手段，并有代替外科内膜切除手术的趋势。

1.锁骨下动脉支架置入前超声评价 狭窄段形态，狭窄段有关参数（测量狭窄段残余管径、狭窄段及其狭窄远端血流流速及频谱形态等），斑块性质与形态斑块位置与周围血管的关系，颅内外动脉全面的血流动力学指标。

2.锁骨下动脉支架置入后超声随访 介入术近期可以引起远端动脉栓塞、动脉周围软组织血肿、动静脉瘤、假性动脉瘤形成、动脉夹层等，注意相应的声像图表现。支架的位置远期随访重点是观察支架有无再狭窄等。

（刘丽文 李昱茜）

主要参考文献

闫冰，孔岩，郭稳，等.椎动脉血流频谱形态与锁骨下动脉窃血征分级.中国超声医学杂志，2011，27（3）：231-234.

段云友，刘禧，袁丽君，等.二维及多普勒超声在锁骨下动脉盗血综合征诊断中的应用.中国超声医学杂志，2001，17（8）：597-600.

何文.颈动脉彩色多普勒与临床.北京：科学技术文献出版社，2007.

第3章 动脉血管疾病超声诊断

第一节 四肢血管走行异常及变异

四肢动脉及其分支可以发生很多解剖变异，熟悉这些变异有助于防止检查中的错误和干扰。

【病理解剖】 常见变异如表3-1-1，表3-1-2所示。

本章节主要介绍以下几种变异。

（1）上肢血管常见变异：迷走右锁骨下动脉、高位起始桡动脉。

（2）下肢血管常见变异：单股静脉、双股浅静脉、腘静脉、腓代胫后动脉、腓代胫前动脉、腓代胫前后动脉、永存坐骨神经伴行动脉（图3-1-1）。

表3-1-1　上肢动脉常见变异

结构	变异	人群中的发生率（%）
主动脉弓和大血管	右侧头臂干和左侧颈总动脉共干	22
	左椎动脉直接起自主动脉	4～6
	双侧颈总动脉直接起自主动脉	<1
上臂和前臂	桡动脉起自腋动脉	1～3
	肱动脉过早分支	19
	①桡动脉高位分支	
	②副肱动脉	
	尺动脉起自肱动脉或腋动脉	2～3
	尺动脉起点过低（肘关节下5～7cm）	<1
	持续的中间动脉	2～4

表3-1-2　下肢动脉常见变异

变异	人群中的发生率（%）
股浅动脉双干	少见
腘动脉高位分叉	4
腘动脉高位分叉，腓动脉起自胫前动脉	2
腘动脉正常位分叉，腓动脉起自胫前动脉	少见
胫后动脉缺如，在踝关节水平发自腓动脉	1～5
胫前动脉发育不良或缺如，足背动脉无搏动	4～12
迷走足背动脉	8

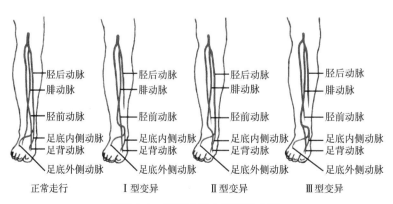

图3-1-1　踝部动脉血管变异分型

【病因和发病机制】　永存坐骨神经伴行动脉是一种少见的先天性解剖变异，个体发病率约为0.05%，无明显性别差异。在胚胎发育早期，坐骨神经伴行动脉是下肢的主要供血动脉。通常在胚胎发育的第3个月，股动脉从髂外动脉发育出来后，退变为臀下动脉。如果股动脉不能正常发育，则坐骨神经伴行动脉成为供应下肢的主要血管，而股浅动脉发育不良。相反，如果坐骨神经伴行动脉的演变失败，则可导致其发育不全而股动脉系统发育正常。永存坐骨神经伴行动脉畸形时，动脉瘤的发生率可达46%，这可能是发现该畸形的首要证据。坐骨静脉通常与坐骨动脉伴行，但影像学上很少发现。

【临床表现】　迷走右锁骨下动脉仅有10%出现临床症状（如吞咽困难等）。永存坐骨神经伴行动脉动脉瘤可导致臀部疼痛，有时可伴有由于坐骨神经受压而导致的患肢坐骨神经痛。踝部血管变异可无任何临床症状，仅发育特别细小者可能会出现足部有时发凉。

【超声表现】

1.上肢血管常见变异

（1）迷走右锁骨下动脉：又称异位右锁骨下动脉，为主动脉弓部的一种先天畸形。超声扫查可见右颈总动脉，左颈总动脉和左锁骨下动脉直接起源于主动脉弓，右锁骨下动脉起源于主动脉弓远侧（图3-1-2）。一般在第4颈椎水平至第4胸椎水平，80%位于食管后面，15%位于食管与气管之间，仅5%～10%位于气管前。

超声报告书写：右侧颈总动脉由主动脉弓发出；头臂干未显示，右侧锁骨下动脉起始段显示不清。

结论：右侧颈总动脉起自主动脉弓；头臂干未显示，右侧锁骨下动脉起始段显示不清。综上所述，多考虑为迷走右锁骨下动脉。

（2）高位起始桡动脉：超声可见桡动脉自肱动脉或腋动脉发出，上臂可以探测到2支主干动脉（图3-1-3，图3-1-4）。

2.下肢血管常见变异

（1）双股浅静脉、双腘静脉：约25%的人具有双股浅静脉（图3-1-5）、双腘静脉，大多数双腘静脉源于胫静脉干在腘窝的上部汇合。静脉的

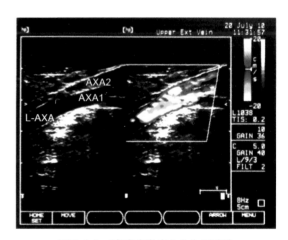

图3-1-3　腋动脉发出2支主干动脉

注：AXA.腋动脉

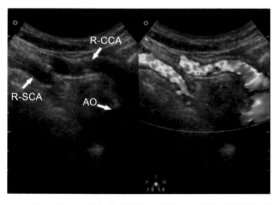

图3-1-2　迷走右锁骨下动脉，可见右侧颈总动脉直接起自主动脉弓

注：R-SCA.右锁骨下动脉；AO.主动脉；R-CCA.右颈总动脉

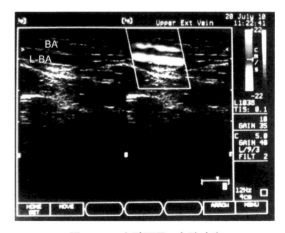

图3-1-4　上臂可见2支肱动脉

注：BA.肱动脉

双支结构变异在临床检查中具有重要的意义，因为容易遗漏位于双静脉中某一条静脉内的孤立血栓。有些股浅静脉内径纤细，在血液回流中不起主要作用（图3-1-6），甚至呈逆向血流，腘静脉血流大部分回流入股深静脉，此时可视其为单股静脉。

（2）腓代胫后动脉：超声可见胫后动脉发育细小，由发育较粗的腓动脉在踝关节后方自足跟外侧向内侧走行继而延续为足底动脉并分支，命名为腓动脉替代胫后动脉，即Ⅰ型变异（图3-1-7，图3-1-8），发生率为6.1%（131/2158）。

超声报告书写：右侧胫后动脉发育细，由优势腓动脉延伸至足底替代胫后动脉向足底供血。

结论：右侧胫后动脉发育细，优势腓动脉替代胫后动脉向足底供血。

（3）腓代胫前动脉：超声可见胫前动脉发育细小，由发育较粗的腓动脉经踝部后外方向前走行，并于足背延续为足背动脉，命名为腓动脉替代胫前动脉，即Ⅱ型变异（图3-1-9，图3-1-10），发生率为3.2%（69/2158）。

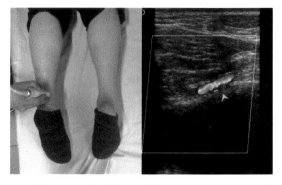

图3-1-7　腓动脉明显增粗，而胫后动脉明显发育不良（正常胫后动脉较腓动脉粗）

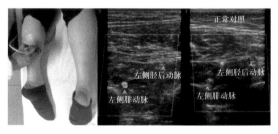

图3-1-8　Ⅰ型变异内踝后方可探及腓动脉由后外方延伸至后内侧的节段

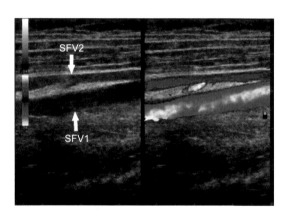

图3-1-5　双股浅静脉，其中一支内径较细

注：SFV.股浅静脉

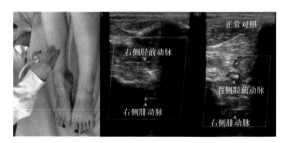

图3-1-9　横切面腓动脉明显较粗，胫前动脉明显发育不良（正常胫前动脉较腓动脉粗）

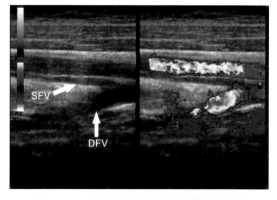

图3-1-6　股浅静脉内径纤细（单股静脉）

注：SFV.股浅静脉；DFV.股深静脉

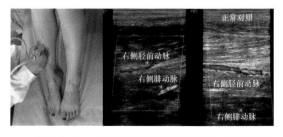

图3-1-10　纵切面腓动脉明显较粗，胫前动脉明显发育不良（正常胫前动脉较腓动脉粗）

超声报告书写：右侧胫前动脉发育细，由优势腓动脉延伸至足背替代胫前动脉向足背供血。

结论：右侧胫前动脉发育细，优势腓动脉替代胫前动脉向足背供血。

（4）腓代胫前、胫后动脉：超声可见胫前、胫后动脉均在踝部均发育细小，由发育较粗的腓动脉分为2支，一支在踝关节后方由足跟外侧向内侧走行继而延续为足底动脉并分支，另一支经踝部后外方向前走行，并于足背处延续为足背动脉，命名为腓动脉替代胫前及胫后动脉，即Ⅲ型变异（图3-1-11，图3-1-12），发生率为0.6%（13/2158）。

超声报告书写：右侧胫前、后动脉发育细，由优势腓动脉延伸至足部替代胫前、后动脉向足部供血。

结论：右侧胫前、后动脉发育细，优势腓动脉替代胫前及胫后动脉向足部供血。

（5）永存坐骨神经伴行动脉：股动脉发育不

良，可探及较细小的股动脉，其分支股浅动脉及股深动脉均终末于大腿肌群（图3-1-13，图3-1-14），未延伸至膝关节水平，腘动脉由自闭孔发出的坐骨神经伴行动脉延续而来（图3-1-15）。

超声报告书写：左侧股动脉内径细，分支终末于左侧大腿肌群。可见一动脉血管自左侧闭孔发出（多来源于左侧髂内动脉），沿左股后方走

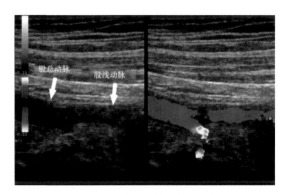

图3-1-13 股浅动脉发育不良

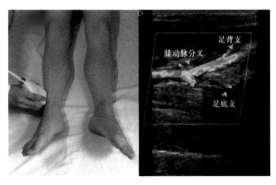

图3-1-11 腓代胫前、胫后动脉于足踝部前方可探及腓动脉分为前、后两支

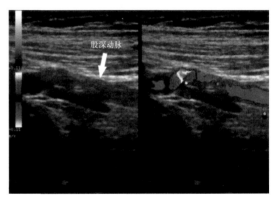

图3-1-14 股深动脉发育不良

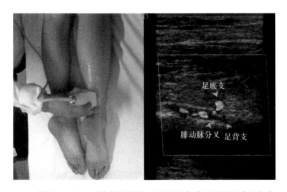

图3-1-12 腓代胫前、胫后动脉于足踝部后方可探及腓动脉分为前、后两支

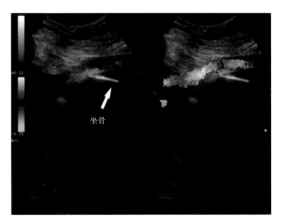

图3-1-15 于臀部坐骨后方可探及一较粗的动脉血管

行，于腘窝处延续为腘动脉。

结论：声像图所见，考虑先天变异——左侧永存坐骨神经伴行动脉，建议行CTA检查。

【鉴别诊断】 永存坐骨神经伴行动脉需与股动脉闭塞相鉴别。鉴别方法主要对腘动脉进行追踪，看其是否从闭孔发出，沿大腿后方走行。

踝部血管变异需与胫前、胫后动脉闭塞相鉴别，如果是闭塞，二维超声仍可探及管壁结构，内径正常；而变异的发育细小则远端内径明显变细，未延伸至足部。

【小结】 当发现某些血管发育细时，要注意扫查整段血管及邻近血管，以免对变异血管漏诊。只有了解了变异血管之后，才不会把其误诊为闭塞。

（刘丽文　韩永峰）

主要参考文献

William J.Zwiebel.血管超声入门.第4版.郑宇，等译.北京：中国医药科技出版社，2005.

Renan Uflacker.血管解剖学图谱.第2版.陶晓峰，等译.天津：科技翻译出版公司，2009.

韩永峰，刘丽文，罗文，等.踝部动脉正常走行及变异的超声影像学研究.中华医学超声杂志（电子版），2014，11（9）：719-725.

第二节　动脉粥样硬化闭塞症

闭塞性动脉（arteriosclerosis obliterans，ASO）是全身性动脉粥样硬化在肢体局部表现，是全身性动脉内膜及其中层呈退行性、增生性改变，使血管壁变硬、缩小、失去弹性，从而继发血栓形成，致使远端血流量进行性减少或中断。以45岁以上男性多见，男女之比为8∶1，四肢动脉均可发病，但以下肢多见，常侵犯股浅动脉，其次是腹主动脉下1/3处，包括腹主动脉分叉处和髂总动脉及动脉近端。远端血管受累以胫前动脉受累较胫后动脉多发。故下肢发病率高于上肢，且病情较重。近10余年来，随着我国人民生活水平的不断提高和饮食结构的改变，该病的发病也随之逐年增多，已成为常见的四肢血管疾病之一。

【病因和发病机制】 动脉粥样硬化的病因至今仍无定论。但研究表明，有多种危险因素通过一种或多种机制引起病变，同时各种机制之间互相促进，互相加强，共同作用，从而决定了动脉粥样硬化病变的多样性和复杂性。目前认为高胆固醇血症、高血压、吸烟、糖尿病、肥胖等通过引起血液中低密度脂蛋白水平增高，损伤内膜，将胆固醇带入动脉壁的平滑肌细胞内，使细胞增殖，形成泡沫细胞和斑块。吸烟主要使血液中的一氧化碳增加，血小板聚集损伤动脉壁的细胞使动脉壁中脂质增加，糖尿病引起高脂血症并伴有不明刺激使动脉中膜细胞增殖。

【病理解剖】 动脉粥样硬化病变具有节段性分布的特点，常发生于腹主动脉远端及其较大分支动脉如髂动脉、股动脉及腘动脉等。由于分叉部动脉内膜受血流的直接冲击容易损伤，同时动脉分叉和弯曲处内膜凸向管腔而形成相对负压，进一步加重内膜的损伤，导致斑块和血栓形成，因此，病变常发生在动脉分叉部。

【病理生理】 早期病变表现为内膜增厚，可见黄色条块样隆起的脂纹形成，继而融合、增大，并有胆固醇、成纤维细胞、炎症细胞及组织碎片等变性物质形成粥瘤，随着病变的发展，粥瘤破溃、血栓形成和钙盐沉积而逐渐增大成为引起管腔狭窄的斑块。如斑块破溃的微小栓子脱落可阻塞远端动脉造成动脉栓塞。

当病变发展到一定程度时，可能出现病变动脉供血区域组织缺血坏死的表现，而缺血的严重程度和进展速度与动脉狭窄部位、程度及侧支循环建立情况有关。如大动脉主干斑块继发血栓形成，引起管腔完全阻塞或斑块脱落栓塞远端动脉时，因病变发展快、侧支循环尚未建立，远端肢体的缺血症状明显、可出现末梢组织的溃疡坏死；反之当动脉阻塞不严重、病情发展缓慢，侧支开放充分，能保证供血区的动脉血供，缓解组织缺氧，则肢体缺血症状出现较晚、较轻。

【临床表现】　下肢动脉缺血症状与病变的部位、范围和程度密切相关。早期肢体缺血的症状为间歇性跛行，随着病变加重，患者行走的路程越来越短，休息后疼痛消失时间越来越长，以致当休息状态时肢体疼痛仍存在，即出现静息痛。肢体缺血导致严重的营养障碍，表现为肢体皮温减低、苍白、发绀、趾甲生长缓慢、汗毛稀疏、皮肤皲裂；病变继续发展，动脉阻塞程度加重至完全闭塞后，缺血症状明显加重，甚至趾端溃疡坏死。病情发展缓慢，侧支循环建立充分的患者，一般不出现严重的症状。

【超声表现及诊断要点】

（一）超声表现

1.二维超声　根据患者病变程度不同，二维超声图像表现不同。病变较轻时，仅表现为病变处的动脉内膜局限性增厚、粗糙，可见强回声斑点；病变进一步发展，管壁正常结构消失、僵硬、回声增强，内膜和中膜不规则增厚、凹凸不平。典型表现为动脉管壁搏动减弱或消失，可见大小不等、形态各异、回声不均的斑块（图3-2-1A），部分较大的强回声斑块伴声影，大小不同的斑块造成管腔内径局限性、不同程度狭窄甚至闭塞（图3-2-2A）。

在动脉粥样硬化病变的基础上，因血流缓慢、血流冲击或医源性损伤发生动脉血栓形成时，管腔内可见暗淡回声充填。受累动脉远端管壁结构正常，但搏动减弱或消失，管腔内呈无回声。

2.彩色多普勒　早期动脉粥样硬化病变，局限于内膜的轻度增厚和强回声斑点，此时动脉腔

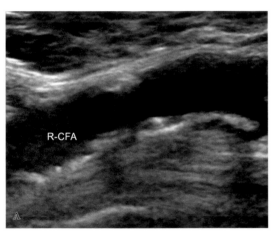
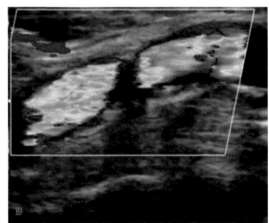
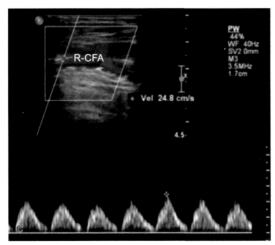

图3-2-1　动脉粥样硬化闭塞患者右侧股总动脉多发动脉硬化斑块形成

注：A.右股总动脉（R-CFA）管壁可见多发不规则中等偏强回声斑块；B.病变处彩色血流充盈缺损；C.频谱多普勒示病变处流速减低，频谱形态呈单峰改变

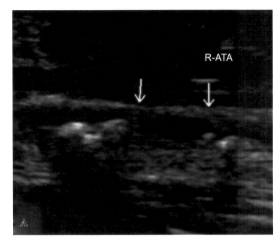
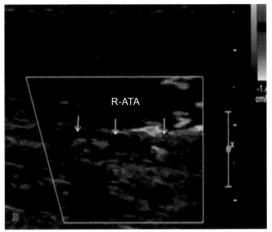
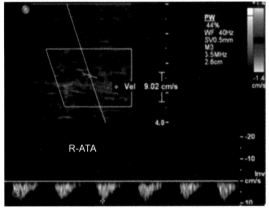

图3-2-2　动脉粥样硬化闭塞患者右侧胫前动脉多发斑块

注：A.二维示右侧胫前动脉（R-ATA）多发斑块形成；B.彩色血流示病变处管腔内呈窄束样血流信号；C.频谱多普勒示流速减低，频谱形态呈单峰改变

内彩色多普勒血流图像改变不明显，仅见彩色血流边缘充盈缺损；当斑块或血栓造成局限性管腔狭窄时，狭窄部位彩色血流不规则变细（图3-2-1B），狭窄内径＞50%时，可出现五彩镶嵌样血流，如果狭窄段较长则表现狭窄处窄束样血流（图3-2-2B）。当血管腔完全闭塞时，其内无血流信号或仅探及点状彩色血流信号显示。慢性闭塞者伴有侧支循环形成时，病变近端肢体可检出增宽的侧支血管，其内彩色血流色彩明亮。

3.频谱多普勒　病变较轻时，病变部位及其远端动脉血流频谱无明显改变。当病变严重时，有研究报道狭窄＞50%，病变部位及其远端动脉血流频谱相应变化。

病变部位频谱特点：频谱失去正常的三相波群而呈单相、湍流样、频谱边缘不光滑、频窗变小甚至充填、频带增宽（图3-2-1C，图3-2-2C）。

收缩期最大血流速度增快、舒张期最大反向血流速度减慢甚至消失、血管外周阻力减低。需要注意该病变的近端动脉存在节段性狭窄时，病变处血流速度则减慢。如狭窄严重甚至闭塞时，频谱呈单相、低速甚至无频谱信号。

病变远端的频谱特点：当近端动脉狭窄时，远端血流加速度减低、压差减小，收缩期不能形成快速的第一波峰，收缩期最大血流速度明显减慢，收缩期加速时间延长，同时舒张期反向波消失，而出现正向的、低速低阻的血流频谱形态改变（图3-2-3）。

近年来，动脉狭窄和闭塞的超声诊断标准更注重病变处收缩期峰值流速与其近端正常动脉段内收缩期峰值流速的比值，且不再将50%以上动脉狭窄做进一步分类（表3-2-1）。

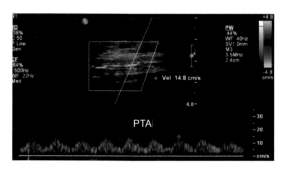

图3-2-3 动脉粥样硬化闭塞患者狭窄远端流速减低，加速时间延长，舒张期反向血流消失

注：PTA.胫后动脉

表3-2-1 动脉狭窄和闭塞的超声诊断标准

动脉狭窄程度	病变处收缩期流速峰值（cm/s）	收缩期流速峰值比
正常	<150	<1.5∶1
30%~49%	150~200	1.5∶1~2∶1
50%~75%	200~400	2∶1~4∶1
>75%	>400	>4∶1
闭塞	无血流信号	—

（中国医师协会超声医师分会.血管超声检查指南，中华超声影像学杂志，2009，18（11）：993-1012.）

（二）诊断要点

患者有高血脂、高血压、糖尿病等导致动脉硬化的危险因素存在，超声扫查动脉管腔内充填动脉粥样硬化斑块，或伴发低回声及不均回声的血栓形成的声像图特征；彩色多普勒、能量多普勒提示血流信号消失或仅探及微弱的不连续的点状血流信号。

【鉴别诊断】 本病应与下列下肢动脉病变如血栓闭塞性脉管炎、急性下肢动脉栓塞、多发性大动脉炎相鉴别。

1.血栓闭塞性脉管炎 多见于青年男性，动脉病变主要累及肢体中、小动脉。病变多呈节段性，病变之间动脉段相对正常。发病早期可出现复发性游走性血栓性静脉炎。

2.急性下肢动脉栓塞 起病急骤，患肢突然出现疼痛、苍白、厥冷、麻木、运动障碍及动脉脉搏消失。动脉栓塞多见于心脏病患者，特别是心房颤动患者。发病前可无间歇性跛行等下肢慢性缺血症状。

3.多发性大动脉炎 多见于年轻女性，动脉病变主要累及主动脉及其分支的起始部。如果病变累及主-髂动脉，临床可出现下肢缺血症状。疾病活动期有发热和红细胞沉降率升高等现象。

【扫查时注意事项、要点和技巧】 应采用二维超声、彩色及频谱多普勒相结合进行诊断，多数动脉粥样硬化闭塞症患者二维超声可见动脉硬化斑块，可累及整个下肢动脉，并伴有多发性不规则动脉硬化斑块形成；管腔内不同程度的多处狭窄并伴血栓形成，以股总动脉、股浅动脉、胫前动脉和胫后动脉较为常见。应由近心段向远心段扫查，分别探查狭窄段及狭窄远端，在不同狭窄部位及狭窄程度不同，频谱多普勒的改变亦不相同。当频谱形态发生改变时，应分别向近心段扫查大血管和远端小动脉。同时要注意观察狭窄动脉周围侧支循环建立情况。

【报告书写要点及小结】 动脉粥样硬化闭塞症的报告书写，首先二维超声图像要描述清楚病变血管斑块位置，是单发还是多发，斑块大小，是否导致管腔狭窄，如果狭窄明确多发，或是单发并估测狭窄率，了解有无侧支血管。彩色多普勒要明确描述血流是否充盈缺损，色彩是否鲜亮，严重狭窄或闭塞则为点状或无血流信号。频谱多普勒应清晰记录频谱变化特征，如有狭窄，则要明确狭窄段及狭窄远端频谱变化特征。

【治疗方案】

1.非手术治疗 主要是对患肢的精心护理，经常保持清洁，涂敷乳膏保湿，绝对避免外伤。对于间歇性跛行发作患者，应鼓励其有规律地进行步行锻炼，促进侧支循环建立。去除导致动脉粥样硬化的危险因素，如调整饮食，控制体重，治疗高血压、高血脂、糖尿病，戒烟等。

2.药物治疗 抗血小板药特别是阿司匹林对防止四肢动脉闭塞性病变的进展有效，但不能提高患者的运动耐受能力。

3.血管重建 包括导管介入治疗和手术治疗。由于四肢动脉粥样硬化性疾病是全身性疾病的一部分，其预后与同时并存的冠心病、脑血管疾病密切相关。

超声技术可以为临床提供动脉粥样硬化闭塞症的病变部位、病变范围及有无侧支循环形成；

新兴的血管内超声消融技术可以打通闭塞动脉，重建畅通血流通道；治疗后复查超声能够检测闭塞血管是否再通、再通程度如何，评估临床治疗效果。

（赵永锋　吴党洁）

主要参考文献

郭万学.超声医学.第6版.北京：人民军医出版社，

2011.

唐杰，温朝阳.腹部和外周血管彩色多普勒诊断学.第3版.北京：人民卫生出版社，2013.

中国医师协会超声医师分会.血管超声检查指南.中华超声影像学杂志，2009，18（11）：993-1012.

刘玉清.放射学（上册）.北京：人民卫生出版社，1993.

叶任高.内科学.第6版.北京：人民卫生出版社，1991.

第三节　血栓闭塞性脉管炎超声诊断

血栓闭塞性脉管炎（thromboangitis obliterans，TAO）又称Buerger病，是一种侵犯四肢中小动脉、静脉的慢性、周期性发作的常见血管炎性病变，多好发于青年男性，以下肢动脉多见。

【病因和发病机制】 发病机制尚不明确，目前公认的可能因素：

1.吸烟　有报道称患者中吸烟者占60%～95%，大多为男性，吸烟时间较长，多达20年。

2.内分泌紊乱　研究表明90%以上为男性，女性很少并且程度轻，提示性激素可能与本病有关。

3.地理环境　近50%患者在发病前或发病期间有明显的受凉或受潮病史，故认为寒冷可能是诱因。

4.自身免疫功能紊乱　患者血清免疫球蛋白IgM、IgG、IgA明显增高，补体CH50或C30明显降低。

5.感染　发现多与真菌感染相关，人体对真菌的免疫反应，诱发血液高凝状态。

【病理解剖】 病变累及血管呈节段性分布。主要侵犯中小动脉或静脉。病变多发生肢体动脉的远心段，病情逐渐进展可累及腘动脉、股动脉等血管，很少侵犯腹主动脉或内脏血管。

【病理生理】 主要是血管壁全层的非化脓性炎症反应，早期病变是血管内膜增厚；继而管腔内血栓形成或导致管腔闭塞，病变具有节段性特点，节段之间血管未有闭塞，内膜结构正常，病变段与正常血管界线分明；随着病情进展动脉或静脉周围会有侧支循环建立。

【临床表现】 患者基本上为40岁以下吸烟男性。根据病程分为3期。

1.局限缺血期　一般血管阻塞比较轻，表现为患肢的间歇性跛行，皮肤变白、发凉，部分患者出现患肢酸胀乏力和感觉异常，包括麻木、刺痛和烧灼感。

2.营养障碍期　患者多表现为典型的静息痛，有时伴随着动脉搏动的消失，同时出现皮肤的改变，如皮肤干燥，趾甲增厚或变形，严重时出现小腿肌萎缩，但一般不出现患肢坏疽。

3.组织坏死期　以上症状逐渐加重，受累的肢体远端出现缺血症状，趾端发黑、溃疡和干性坏死，一般多累及指头的末端，然后逐渐累及整个指头，严重者出现全身重度症状。本病可能先后或同时累及两个或两个以上肢体，症状可能不同步出现。

根据坏疽范围分为3级：

Ⅰ级，坏疽局限于趾和指。

Ⅱ级，坏疽延及趾或掌指关节及或掌部。

Ⅲ级，坏疽延及足跟、踝关节或其上方。

【超声表现及诊断要点】

（一）超声表现

1.二维超声　中小动脉受累，多以腘动脉以下病变为主，病变呈节段性分布，受累动脉内径细，内膜不光滑，管壁不均匀增厚，病变与正常部分交替出现，界线常较分明，腔内可见血栓充填（图3-3-1），病变近端可有侧支循环建立。少

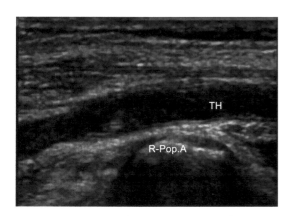

图 3-3-1　腘动脉管腔内血栓形成二维声像图

注：R-Pop.A.右侧腘动脉；TH.血栓

数可累及股动脉等大动脉。

2.彩色多普勒　在病变处动脉腔内血流变细，边缘不规整，血流间断性变细或消失，亮、暗变化明显（图3-3-2）；当管腔被完全阻塞时，无彩色血流信号（图3-3-3，图3-3-4）；一般病程较长者，可见侧支循环建立。

3.频谱多普勒

（1）病变早期，一般为内膜或管腔的轻度改变，可见接近正常三相波群或只有收缩期峰速较正常减低。

（2）腔内发生不完全阻塞时，彩色血流变细时，频谱异常，呈单向、频窗充填、频宽增加，收缩期峰速减低（图3-3-5）。

（3）当管腔被完全阻塞时，测不到血流频谱。

（4）患肢的大动脉频谱形态及血流速度常无

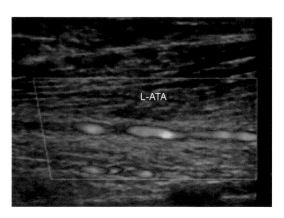

图 3-3-2　胫前动脉管径变细，彩色多普勒示不规则血流信号

注：L-ATA.左侧胫前动脉

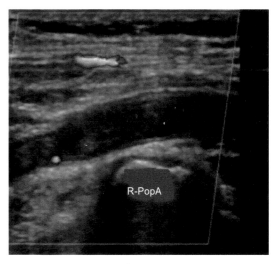

图 3-3-3　腘动脉管腔内未见明显血流信号，仅探及点状血流信号

注：R-PopA.右侧腘动脉

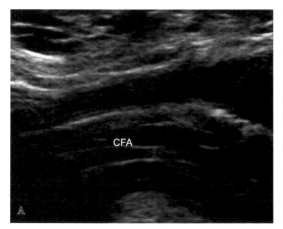

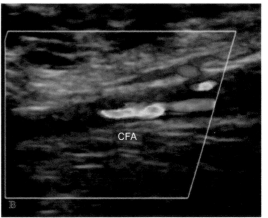

图 3-3-4　股总动脉管壁局限性增厚，致管腔狭窄（A），彩色血流束变细，血流充盈缺损（B）

注：CFA.股总动脉

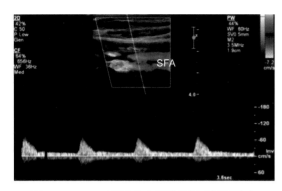

图 3-3-5　TAO受累动脉频谱呈低速低阻改变

注：SFA.股浅动脉

异常或有轻度改变。

（二）诊断要点

患者多为40岁以下的男性青壮年，出现下肢间歇性跛行，有长期吸烟或下肢反复发作的游走性浅静脉炎病史，一般无高血压、高脂血症、动脉硬化、糖尿病等病史；彩色多普勒检查显示：腘动脉和（或）胫前动脉、足背动脉和胫后动脉血流速度出现节段性快、慢变化，彩色血流粗细不等，明暗不一，彩色血流中断等；腹主动脉、髂动脉和股动脉近端正常，常一侧下肢受累或一侧肢体病变严重。

【鉴别诊断】

1.动脉粥样硬化　一般在50岁以上发病，大多数患者同时有高血压、高血脂及其他动脉硬化性心脑血管疾病，病变主要累及大动脉、中动脉。根据病史、临床表现和超声图像特点容易鉴别。

2.急性动脉栓塞　一般发病比较突然，大多有心房颤动史，在较短时间内出现远端肢体"5P"症状。

3.多发性大动脉炎　以青年女性为主，一般很少出现肢端坏死。

4.糖尿病性足坏疽　患者多有糖尿病病史，血糖、尿糖升高，坏疽多为湿性。

【扫查时注意事项、要点和技巧】

1.体位　上肢动脉，若患者能配合，多采用平卧位，被检肢体外展、外旋、掌心向上；下肢动脉，多采用平卧位，被检肢体略外展、外旋、膝关节略微弯曲。

2.检查要点

（1）检查时注意仔细询问患者病史，如是否吸烟及吸烟年限，出现间歇性跛行的程度，患肢血管与正常肢体血管对比检查。

（2）二维超声注意观察动脉是否变细，管壁增厚程度和管腔有无血栓。

（3）彩色多普勒注意观察血流充盈情况。

（4）对被检动脉分段进行脉冲多普勒采样，观察各节段动脉的频谱特点；根据血管管径粗细程度调节多普勒取样容积大小，同时应将多普勒角度校正到60°以下。

【报告书写要点与小结】　描述受累血管的名称及病变部位，二维超声、彩色及频谱多普勒变化，管壁增厚程度及是否造成管腔狭窄，有无血栓形成；要描述受累部位血管部位、近心端和远心段血流及流速变化。

【治疗方案】

1.一般治疗　尽可能戒烟，同时患肢注意保暖，防止受寒，步行锻炼可以促进侧支循环的建立，缓解症状，大多适用于较早期患者。

2.药物治疗　扩张血管药物、改善血液循环和抗血小板的药物。

3.手术治疗

（1）腰交感神经节切除术：主要适用于一期、二期患者。

（2）自体大隐静脉或人工血管旁路术适用于动脉节段性闭塞的患者。

（3）动静脉转流术即静脉动脉化。

（4）截肢术，对于晚期患者，溃疡合并反复感染无法愈合，坏疽无法控制，导致肢体失去功能只能截肢。

放射性动脉造影历来为诊断动脉病变的"金标准"，可显示四肢动脉的全程走行，具有无可比拟的优越性。然而，动脉造影也存在着自身的缺陷。当近端动脉严重狭窄或闭塞时可引起远端动脉显影不良或不显影，其出现率可达9.4%。彩色多普勒尽管只能显示四肢动脉的局部断面，但其对动脉狭窄或闭塞显示具有较高准确性，尤其对动脉闭塞远段的低速血流的显示具有较高的敏感性。有报道其诊断下肢动脉阻塞的准确性可达90%以上，而对狭窄程度大于50%的下肢动脉，彩色多普勒超声诊断的敏感性、特异性及准确性分别达96.97%、97.95%、90.12%。同时，彩色多普勒超声对闭塞远端动脉的血流改变显示亦优于放射性动脉造影。另外，超声还可对下肢闭塞性病变手术后进行观察、随访等，尤其对血管移植后的血流通畅情况等密切观察，具有较高准确性，为临床提供较为简便而有效的手段。

（赵永锋　魏毓秀）

主要参考文献

唐杰，温朝阳.腹部和外周血管彩色多普勒诊断学.第3版.北京：人民卫生出版社，2013.

邓学东.周围血管疾病的超声诊断程序.超声医生临床实用技术指南.北京：人民卫生出版社，2001.

唐杰，董宝玮.腹部和外周血管彩色多普勒诊断学.第2版.北京：人民卫生出版社，1999.

王正国.创伤医学基础.长春：吉林科学技术出版社，1999.

陈孝平，石应康.外科学.第2版.北京：人民卫生出版社，2013.

陆恩祥，任卫东.血管超声诊断图谱.沈阳：辽宁科学技术出版社，1999：45-48.

European Carotid Surgery Trialists' Collaborative Group.Randomised trial of endarterectomy for recently symptomatic carotid stenosis：final results of the MRC European Carotid Surgery Trial（ECST）. The Lancet，1998，351：1379-1387.

第四节　动脉栓塞和动脉血栓超声诊断

一、急性动脉栓塞

急性动脉栓塞是指来源于心脏、近端动脉管壁或者其他来源的栓子，随动脉血流冲入远端而发生栓塞，引起供血脏器受累或肢体远端发生急性缺血的一种疾病，以下肢动脉栓塞最为常见。

【病因和发病机制】

1.心血管源性　70%以上急性动脉栓塞的栓子来源于心脏，多伴有心房颤动的附壁血栓脱落是导致急性动脉栓塞的常见原因。近年来心肌梗死和室壁瘤诱发的心脏附壁血栓脱落逐渐增多。

2.医源性　如心脏瓣膜置换术、主动脉瘤切除人工血管移植术等术中、术后易见动脉栓塞并发症，血管腔内治疗和介入治疗术中导管、导丝、栓塞材料和支架等脱落易导致医源性栓塞。

3.其他原因　部分骨折患者可以引起脂肪栓塞，孕妇分娩有时可以引起羊水栓塞，部分介入操作如血管腔内操作引起空气栓塞，肺部肿瘤可以诱发癌栓等。

【病理解剖和病理生理】　周围动脉栓塞中，下肢比上肢多见，下肢常发生在动脉分叉部位，髂动脉最多见，其次是股动脉。

栓塞动脉腔部分或完全阻塞，在栓子的刺激下，以及动脉滋养血管的痉挛，导致栓塞段动脉及栓塞远端和邻近动脉分支强烈收缩，加剧动脉管腔狭窄，由此可引起动脉内膜细胞变性和远端动脉继发性血栓形成；栓塞近端的动脉血流滞缓，也增加了继发性血栓形成的机会。伴行静脉也可继发血栓形成，一旦发生肢体血液循环障碍加重，易致坏疽、继发感染、毒素吸收和剧烈疼痛，并可加重心血管功能的紊乱。

【临床表现】

1.患肢发白、发冷　由于组织缺血，皮肤乳头层下静脉丛血液排空，皮肤苍白、患肢厥冷，以肢端最严重。若静脉丛内尚存少量血液，则苍白皮肤可见散在的紫斑。

2.疼痛　急性动脉栓塞引起的患肢远端的剧烈疼痛，活动时疼痛加剧。随着继发性血栓的形成和蔓延，疼痛平面向近端发展，当感觉神经坏死后，疼痛减弱，感觉异常。

3.运动障碍　一般患病早期出现患肢感觉异常及运动障碍，表现为患肢远端感觉丧失区，近端有感觉减退，一般感觉减退区平面低于栓塞平面。当患肢运动功能完全丧失时，提示患肢出现不可逆坏死。

4. **动脉搏动减弱或消失** 栓塞部位远端的动脉搏动减弱或消失。

【**超声表现及诊断要点**】

1. **超声表现**

（1）二维超声：动脉管腔内可见不均匀实性偏低回声，有时可见不规则混合回声或强回声斑块伴声影（图3-4-1）。栓塞近心端可见血栓漂浮在管腔内。栓塞远端如有继发血栓形成，远端动脉管腔内可探及低回声。

（2）彩色多普勒：急性动脉完全栓塞时，栓塞部位无血流信号，可有侧支形成供应远端肢体（图3-4-2）；不完全栓塞时，彩色血流呈不规则细条或细线状。远端继发血栓形成时，远端管腔内未见明显血流信号。

（3）频谱多普勒：完全阻塞时，动脉栓塞段不能探及血流频谱；不完全栓塞时，栓塞区可见不规则细条样血流信号，血流速度一般不高，频窗变小或消失。栓塞的远心端动脉内可探及低速低阻或单相连续性带状频谱。

2. **诊断要点** 突然发病的肢体疼痛、苍白、厥冷，肢体感觉异常和运动障碍，以及相应的动

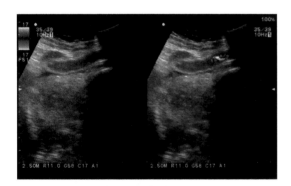

图3-4-1 髂外动脉栓塞，可见管腔内暗淡回声充填

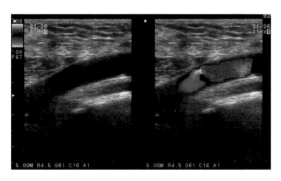

图3-4-2 闭塞远端血管由侧支供血而呈双向血流

脉搏动显著减弱或消失。有心脏病病史，尤其是心房颤动者，有下肢动脉粥样硬化慢性缺血病史，以及在动脉或心导管检查时，突然出现临床征象。彩色多普勒检查显示动脉病变段彩色血流束突然中断，栓塞平面有短时间上移特点，栓塞近端动脉无侧支循环形成。

【**鉴别诊断**】

1. **急性动脉血栓形成** 常发生在动脉硬化性闭塞的基础上，有与急性动脉栓塞相似临床症状，但没有急性动脉栓塞发病急。结合患者病史也可辅助诊断。

2. **急性深静脉血栓形成** 有时可引起动脉反射性痉挛，使远心段动脉脉搏减低、皮温降低、皮肤苍白、肢体水肿，可误诊为动脉栓塞。二维超声可显示深静脉血栓，同时动脉血流通畅。

【**扫查时注意事项、要点和技巧**】 检查前仔细询问病史，如有无心房颤动、心脏瓣膜置换等病史，患肢的缺血程度。检查时注意观察管腔内有无异常回声，病变远端的血流速度。

【**报告书写要点与小结**】 描述栓塞血管的名称及部位，栓塞处二维超声、彩色及脉冲多普勒表现；栓塞部位血管远心段血流速度变化。

【**治疗方法**】

1. **药物治疗** 适用于症状不重，不完全栓塞、下肢腘动脉水平以下或上肢肱动脉水平以下栓塞，以及全身状况差不能耐受手术者。主要是抗凝血和溶栓治疗。

2. **手术治疗** 取栓治疗是主要的治疗手段，包括受累动脉直接切开取栓或是Fogarty导管取栓术。

超声检查对动脉栓塞能帮助确定诊断，判定栓塞的部位及范围，了解有无多发性栓塞存在，以及有无侧支循环形成等，对疾病的及时治疗非常重要。

二、动脉血栓

动脉血栓大多是在动脉粥样硬化或动脉炎症病变基础上形成的。

【**病因和病理生理**】 动脉血栓病因有动脉硬化闭塞症、血栓闭塞性脉管炎（图3-4-3）、多发

性大动脉炎（图3-4-4）、急性动脉栓塞及动脉损伤后血栓形成（图3-4-5）。

在动脉粥样硬化或炎症的基础上，动脉粥样斑块破溃或内皮细胞受损时，血小板黏附、聚集，使局部积蓄有效浓度的凝血酶形成血栓；血管损伤和血管术后的患者，动脉的内-中膜断裂，形成动脉壁的广泛血肿，断裂的内膜进入管腔造成栓塞或继发血栓形成。

【临床表现】

1.动脉粥样硬化的患者形成动脉血栓的临床表现

（1）患肢怕冷、行走易疲劳。

（2）间歇跛行期，由于患肢缺血，动脉无法满足运动需求，患者被迫停止继续行走，酸痛的部位随动脉的阻塞部位不同而不同。

（3）足趾和患肢颜色出现异常，苍白、发紫或变黑，进一步发展会导致溃疡和坏死。

2.外伤使血管受到损伤或行血管手术的患者

（1）出血是动脉损伤后的直接表现，出血量取决于损伤血管的类型和损伤类型。

（2）血管周围血肿或搏动性血肿。

（3）远端肢体和组织缺血，表现为肢体苍白或发绀、皮温降低、动脉搏动减弱甚至消失。

【超声表现及诊断要点】

1.超声表现

（1）二维超声：动脉血栓形成主要是由动脉粥样硬化所致：动脉内-中膜增厚，管壁钙化、斑块形成，脉管壁或斑块表面及管腔内可出现低回声的血栓充填（图3-4-6）。

（2）彩色多普勒：血流节段性充盈，多部位

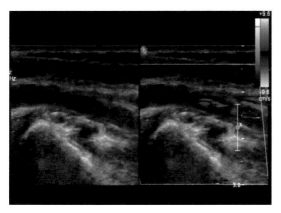

图3-4-3 血栓闭塞性脉管炎合并腘动脉血栓形成

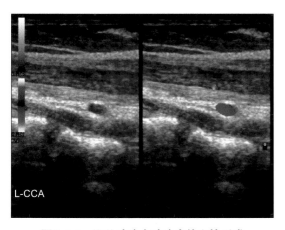

图3-4-4 颈总动脉大动脉炎伴血栓形成

注：L-CCA.左侧颈总动脉

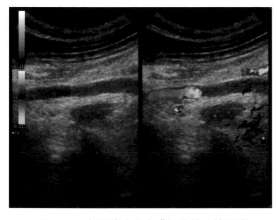

图3-4-5 右侧腋动脉内膜损伤伴血栓形成

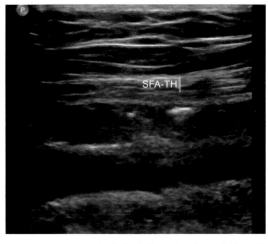

图3-4-6 股浅动脉动脉粥样硬化斑块伴血栓形成

注：SFA-TH.股浅动脉血栓

变细，界线不清，多有侧支循环形成。动脉粥样硬化斑块伴血栓形成时，彩色血流可见细条样或点片状血流信号（图3-4-7～图3-4-9），血栓完全填充管腔时无血流信号（图3-4-10）。

（3）频谱多普勒：局限性附壁血栓或血栓不完全填充时，管壁可见不规则血流信号，管腔内多呈阻塞样频谱（图3-4-11）。频谱波形不确定，血栓远心端动脉内可探及低速低阻血流或呈小慢波改变。血栓完全填充管腔时，不能探及血流频谱。

2.鉴别诊断要点

（1）动脉粥样硬化斑块伴血栓：患者有常年高血脂、高血压、糖尿病等病史，动脉多发粥样硬化斑块，斑块破溃时形态不规则，回声不均匀。

（2）大动脉炎伴发血栓：患者多为年轻女性，活动期可有低热、乏力等症状，生化免疫球蛋白及C反应蛋白升高；动脉管壁三层结构分界不清，弥漫性广泛增厚，呈"被褥状"，管腔呈

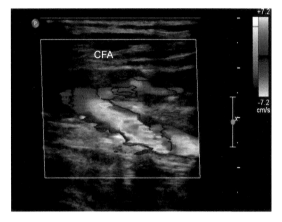

图3-4-7　股总动脉斑块伴血栓形成，彩色多普勒示血栓处管腔血流充盈缺损

注：CFA.股总动脉

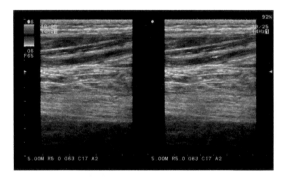

图3-4-8　胫前动脉脉管炎伴血栓形成，彩色血流可见细条样血流信号

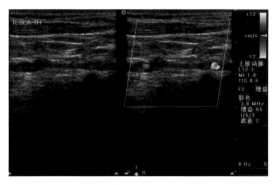

图3-4-9　右侧腋动脉多发性大动脉炎伴血栓形成，彩色血流可见点片状血流信号

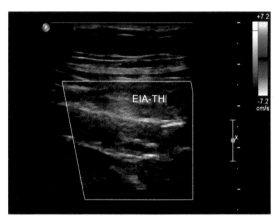

图3-4-10　髂外动脉斑块伴血栓完全填充，彩色多普勒示管腔内无明显血流信号

注：EIA-TH.髂外动脉血栓

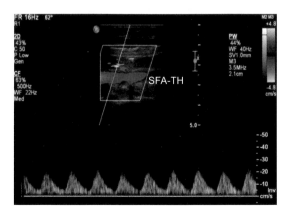

图3-4-11　股浅动脉斑块伴血栓，频谱呈阻塞样频谱改变

注：SFA-TH.股浅动脉血栓

向心性狭窄。

（3）血栓闭塞性脉管炎伴发血栓：患者多为男性青壮年，出现下肢间歇性跛行，有长期吸烟或受凉史；病变部位多为四肢末端动脉，管壁不均匀增厚，呈节段性特点。

（4）急性动脉血栓栓塞：多发生于下肢髂外、股动脉，发病急骤，症状严重，多有心房颤动病史。

（5）血管损伤伴发血栓：病变血管处多有外伤史或手术史，管壁、内膜正常，血管周围或可见血肿形成。

【扫查时注意事项、要点和技巧】　检查前仔细询问病史，并结合患者临床症状，动脉粥样硬化患者一般病程较长；扫查时注意观察血管管壁有无斑块形成，动脉管壁是否增厚，管径是否有变化及血流充盈情况。注意梗阻动脉周围多伴有侧支循环形成。

【报告书写要点与小结】　血栓所在血管部位，病变血管二维超声、彩色及频谱多普勒表现，血栓为不完全或完全填充型；血栓近心段及远心段血流、频谱情况。

【治疗方案】

1. 非手术治疗　主要是抗凝血和溶栓治疗，病因治疗或对症处理；如伴发血管炎症，要进行抗炎治疗。

2. 手术治疗　取栓术，包括受累动脉直接切开取栓和经导管取栓术；或可行经皮腔内血管成形术合并支架术或动脉旁路手术。

超声为临床提供动脉血栓的病变部位、病变范围及有无侧支循环形成；治疗后复查超声能够检测因血栓造成的血管狭窄或闭塞是否减小、再通，评估临床治疗效果。

（赵永锋　魏毓秀）

主要参考文献

唐杰，温朝阳.腹部和外周血管彩色多普勒诊断学.第3版.北京：人民卫生出版社，2013.

邓学东.周围血管病的超声诊断程序——超声医生临床实用技术指南.北京：人民卫生出版社，2001.

陆恩祥，任卫东.血管超声诊断图谱.沈阳：辽宁科学技术出版社，1999.

唐杰，董宝玮.腹部和外周血管彩色多普勒诊断学.第2版.北京：人民卫生出版社，1999.

王正国.创伤医学基础.长春：吉林科学技术出版社，1999.

陈孝平，石应康.外科学.第2版.北京：人民卫生出版社，2013.

第五节　多发性大动脉炎

大动脉炎（Takayasa病，TA）是发生在大动脉及主要分支的一组慢性进行性非化脓性炎性疾病，可导致节段性管腔狭窄甚至闭塞，并可继发血栓。由于病变部位不同，临床表现各异。本病在亚洲地区比较多见，在西方较少见。国内报道女性占67%～69%，发病年龄5～45岁，89%在30岁以下，大多发病缓慢，预后较差。

【病因和发病机制】　本病的病因尚未明确，可能与下列多种因素有关。

1. 自身免疫因素　研究发现患者血清中免疫球蛋白IgA、IgG、IgM、C反应蛋白升高，类风湿因子和抗内皮细胞抗体等呈阳性。

2. 遗传因素　近年来越来越受到关注，有报道，HLA阳性表达，不同地区多发大动脉炎患者的HLA基因型有差别。

3. 性激素　本病好发于女性，男女比例为1：8。

【病理解剖和病理生理】　多发性大动脉炎呈多因素作用的病理过程。主要表现为动脉全层炎症，呈节段性分布，早期受累的动脉壁全层均有炎症反应，以外膜最重，中膜次之。病变最严重处中膜弹力板几乎全被破坏，大量结缔组织产生。内膜显著增厚，其中平滑肌细胞大量增生并产生大量胶原纤维及蛋白多糖，内弹力膜断裂或消失。外膜大量结缔组织增生，其中胶原纤维玻璃样变；滋养血管增生，周围有淋巴细胞、浆细胞浸润。病变晚期动脉壁以纤维化为主，管腔不同程度狭窄，并发血栓时，可导致闭塞。部分病例，由于中膜破坏动脉壁扩张，向外膨隆形成梭形或囊状动脉瘤，近年有少数主动脉夹层的报道。本病主要侵犯胸腹主动脉及其主支，病变常为多发性。依据受累血管及狭窄程度的不同可导致供应远端脏器以缺血改变为主。

【临床表现】 患者发病早期低热、乏力、关节痛、肌肉痛、食欲下降、体重减轻等非特异性表现，临床易漏诊。随着病情的发展，根据受累动脉不同部位可分为4型（图3-5-1）。

1.*头臂型*　此型多见，病变主要发生在主动脉弓及其大的动脉分支，可以累及其中一支，也可以同时累及多支动脉，一般左侧多于右侧；以左锁骨下动脉和颈总动脉最为常见，头臂干和右锁骨下动脉次之；有时病变也可累及颈内动脉及椎动脉，表现为头晕、眩晕、头痛、视物昏花、咀嚼无力等，患者可反复晕厥、抽搐、失语、偏瘫。

2.*胸腹主动脉型*　累及降主动脉、腹主动脉及分支。以双下肢动脉供血不足为主要症状，下肢发凉、发白、麻木、疼痛，并在运动后明显加重时出现间歇性跛行，严重的病例可有静息痛，但趾端变黑、坏死的病例很少见。部分患者可伴有上肢血压升高、头胀、心悸、气短等症状。下肢血压明显低于上肢，下肢远端动脉搏动减弱或消失，有的病例在腹部能听到杂音或触及震颤。

3.*肾动脉型*　累及腹主动脉的双肾动脉开口处或起始处，多为两侧同时受累，病变程度可不

一致。肾动脉狭窄引起肾脏缺血性病变，出现肾性高血压和肾衰竭的表现。此型病变常伴有腹主动脉狭窄，可出现下肢动脉缺血的症状。

4.*混合型*　累及多部位的动脉受累，即同时存在上述两种或两种以上类型的病变和相应的临床症状。

【超声表现及诊断要点】

（一）超声表现

1.*二维超声*　病变早期，纵切面图像显示动脉管壁正常的强—弱—强回声的3层结构模糊不清，动脉壁僵硬、搏动减弱。动脉壁全层弥漫性增厚，呈弱回声、等回声或不均匀性回声。横切面可见管腔呈向心性狭窄。有时可呈节段性增厚，边缘多较光滑，管腔出现向心性狭窄以致闭塞（图3-5-2）。

2.*彩色多普勒*　增厚的动脉管壁与管腔的回声接近，应在仔细观察二维图像的基础上，结合彩色和频谱多普勒血流图像判定。病变动脉轻度狭窄时，狭窄处彩色血流束可略变细（图3-5-3），血管中至重度狭窄时，彩色血流束可明显变细，呈细线状，为五彩镶嵌的血流（图3-5-4A），远端动脉内血流暗淡。病变严重或管腔内血栓形成时，管腔可完全闭塞，无彩色血流显示，病程较长者，可见病变动脉附近有侧支循环建立，可见在狭窄的动脉周围有数量不等，粗细不均，走行不规则的侧支动脉。当诊断血管完全闭塞时，一定要慎重，应尽可能降低彩色量程，调节取样框方向和大小，如仍无彩色血流显示，频谱亦未测

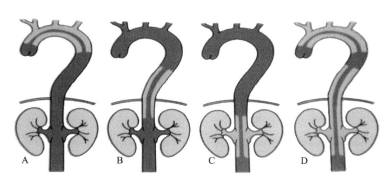

图3-5-1　大动脉炎分型

注：A.头臂型；B.胸腹主动脉型；C.肾动脉型；D.混合型

（摘自《中华医学会风湿学分会2011年指南》）

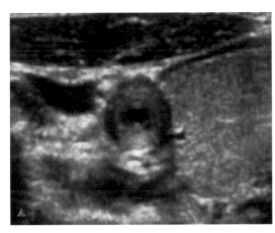
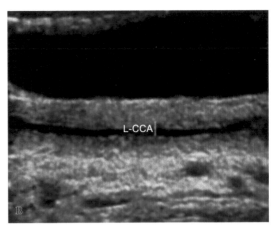

图3-5-2　大动脉炎二维声像图

注：颈总动脉管壁正常结构消失，呈向心性增厚，外膜与周围组织分界不清，管腔明显狭窄。L-CCA.左侧颈总动脉

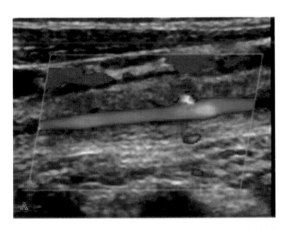
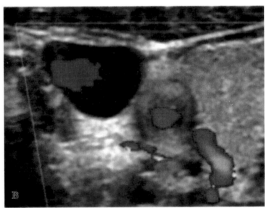

图3-5-3　大动脉炎彩色多普勒表现

注：大动脉炎患者管壁增厚，管腔狭窄，管腔内呈较暗纤细状血流

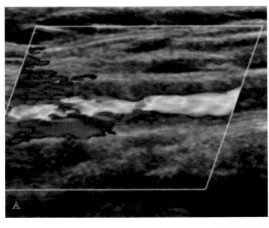
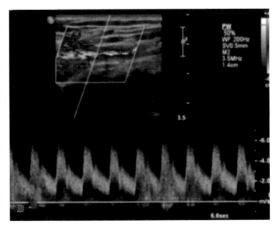

图3-5-4　大动脉炎彩色及频谱脉冲多普勒

注：A.血流束明显变细，呈五彩镶嵌征；B.局限性狭窄段内呈高速血流频谱，频带增宽，呈湍流改变

及血流信号，才能确诊。

3.频谱多普勒 为了更好地测定感兴趣区域的血流频谱，我们一般采用在彩色多普勒血流图像的引导下选择性取样。典型的动脉狭窄的血流频谱为单相、血流速度明显加快、频带增宽、频窗充填。病变远端表现为单相、低速低阻、波峰圆钝、频带增宽、频窗充填的阻塞样频谱（图3-5-4B）。

（二）诊断要点

1.现病史 患者多为年轻女性，长年居住于重度污染、寒冷地区，发病早期有低热、乏力症状，生化免疫球蛋白IgA、IgG、IgM、C反应蛋白升高。

2.动脉狭窄 动脉管壁三层结构分界不清，广泛增厚。内膜均匀性增厚，呈"被褥状"，管腔呈向心性狭窄。

3.血管闭塞 管腔内探及不均回声的血栓充填，CDFI未探及血流信号。

诊断标准：采用1990年美国风湿病学会的分类标准。①发病年龄＜40岁，出现症状或体征时年龄＜40岁。②肢体间歇性运动障碍：活动时一个或更多肢体出现乏力、不适或症状加重，尤以上肢明显。③肱动脉搏动减弱：一侧或双侧肱动脉搏动减弱。④血压差＞10 mmHg，双侧上肢收缩压差＞10 mmHg。⑤锁骨下动脉或主动脉杂音：一侧或双侧锁骨下动脉或腹主动脉闻及杂音。⑥动脉造影异常：主动脉一级分支或上下肢近端的大动脉狭窄或闭塞，病变常为局灶或节段性，且不是由动脉硬化、纤维肌发育不良或类似原因引起。符合上述6项中的3项者可诊断本病，此标准诊断的敏感性和特异性分别是90.5%和97.8%。

【鉴别诊断】 结合上述典型动脉狭窄或阻塞部位、好发部位，患者的年龄、性别，鉴别诊断一般并无困难。本病应与以下疾病相鉴别。

1.动脉粥样硬化致颈动脉狭窄：多见于中老年患者，超声主要以内中膜增厚为主、分布不均匀、形态不规则等特点，结合临床不难鉴别。

2.纤维肌性结构不良，尤其单发于肾动脉者，除非表现为串珠样狭窄者，难以同大动脉炎鉴别。

3.血栓闭塞性脉管炎：主要侵犯四肢的中、小动脉，主动脉及其主要分支几乎不受累。

4.首发为大动脉炎的动脉瘤，或其他部位动脉狭窄、阻塞为其特点的病变时，应结合病史及临床检查同其他原发病相鉴别。

【扫查时注意事项、要点和技巧】 颈动脉超声检查一般包括横断面和纵断面扫查。横断面扫查：右侧从头臂干近分叉处向上到右侧颈总动脉，再到颈内动脉远心端，有助于帮助了解动脉解剖、探头定位、管腔侧壁及内径。但横断面血管与血流之间角度不确定，颈总动脉内可能显示为不同颜色，不一定代表有夹层动脉瘤形成；同样，在横断面上采集的多普勒频谱，不能进行血流速度测量，仅可用于粗略判断血流的阻力特征。纵断面检查：明确血管前后壁内膜、中膜及血管与周围组织的关系。观察彩色多普勒血流和频谱多普勒。

【报告书写要点与小结】 首先二维图像描述要明确病变部位，是否呈向心性分布，其次描述病变血管是管壁全层增厚，另外病变血管增厚的管壁呈节段性还是普遍增厚，是否造成管腔狭窄，狭窄程度的估测。彩色多普勒描述血流色彩是否鲜亮，严重狭窄则为窄束样、点状或无血流信号，周围是否有侧支循环建立。频谱多普勒应清晰记录频谱变化特征，如有狭窄，则要明确狭窄段及狭窄远端频谱变化特征。

【治疗方案】 大动脉炎是一种全身性疾病，本病约20%是自限性的，在发现时疾病已稳定，对这类患者如无合并症可随访观察。对发病早期有上呼吸道、肺部或其他脏器感染因素存在，应有效地控制感染，对防止病情的发展可能有一定的意义。

常用的药物有糖皮质激素和免疫抑制药，其治疗方法与其他系统性血管炎治疗相同，以内科治疗为基础，外科治疗因该病引起的血管病变。糖皮质激素为治疗本病首选药物，病情缓解后逐渐减量维持。对糖皮质激素抵抗者或属重症病例者应联合使用环磷酰胺或大剂量冲击治疗。超声诊断为受累动脉严重狭窄或闭塞时，在病情稳定后采取手术治疗，可行人工血管重建术，超声技术可分别对患者治疗前后进行检测，评估临床治疗效果。

（赵永锋　吴党洁）

主要参考文献

郭万学，周永昌，等.超声医学.第6版.北京：人民军医出版社，2011.

唐杰，温朝阳.腹部和外周血管彩色多普勒诊断学.北京：人民卫生出版社，2013.

刘玉清.放射学（上册）.北京：人民卫生出版社，1993.

叶任高.内科学.第6版.北京：人民卫生出版社，1991.

Mason JC.Takayasu arteritis-advances in diagnosis and management.Nat Rev Rheumatol，2010，6：406-415.

Gotway MB，Araoz PA，Macedo TA，et al.Imaging findings in Takayasu's rteritis.AJT，2005，184：1945-1950.

中华医学会风湿病学分会.大动脉炎诊治指南（草案）.中华风湿病学杂志，2004，8（8）：502-503.

第六节　颈动脉支架成形术后超声评估

脑卒中是严重危害人类健康的疾病，其发病率和致死率均居前三位，致残率可高达50%以上，缺血性卒中占据了脑卒中所导致的致残和死亡原因的80%以上。颈动脉狭窄是缺血性脑卒中的主要危险因素之一，至少20%～30%的缺血性脑卒中是由颈动脉狭窄所导致，积极治疗颈动脉狭窄对预防缺血性脑血管病有重要意义。

【适应证】

1.症状性患者，曾在6个月内有过非致残性缺血性卒中或一过性脑缺血症状（TIA，包括大脑半球事件或一过性黑矇）的低、中危外科手术风险患者，通过无创性成像或血管造影发现同侧颈内动脉直径狭窄超过50%，预期围手术期卒中或死亡率小于6%。

2.无症状患者，通过无创性成像或血管造影发现同侧颈内动脉直径狭窄超过70%，预期围手术期卒中或死亡率小于3%。

3.对于颈部解剖不利于颈动脉内膜剥脱术（CEA）外科手术的患者应选择颈动脉支架成形术（CAS），而不使用CEA。

4.对于TIA或轻微卒中患者，如果没有早期血管重建术的禁忌证，可以在事件出现2周内进行干预；对于大面积脑梗死保留部分神经功能患者，应在梗死至少2周后再进行CAS治疗。

5.CEA术后再狭窄，症状性或无症状性狭窄大于70%。

6.CEA高危患者：年龄大于80岁，心排血量低（EF＜30%），未治疗或控制不良的心律失常，心功能不全；近期心肌梗死病史，不稳定心绞痛；严重COPD；对侧颈动脉闭塞，串联病变；颈动脉夹层；假性动脉瘤等。

7.急诊患者，如假性动脉瘤、急性颈动脉夹层、外伤性颈动脉出血。

8.颈动脉血管重建术不推荐应用于已有严重残疾的脑梗死患者中。

【禁忌证】　随着器械材料和技术的进步，CAS的适应证逐步扩太，既往的绝对禁忌证已经变为相对禁忌证。

1.绝对禁忌证　无症状颈动脉慢性完全性闭塞。

2.相对禁忌证

（1）3个月内颅内出血。

（2）1周内曾发生心肌梗死或大面积脑梗死。

（3）伴有颅内动脉瘤，不能提前处理或同时处理者。

（4）胃肠道疾病伴有活动性出血者。

（5）难以控制的高血压。

（6）对肝素，以及抗血小板类药物有禁忌证者。

（7）对造影剂过敏者。

（8）重要脏器如心、肺、肝和肾等严重功能不全者。

【颈动脉支架的选择】 颅外颈动脉支架均为自膨胀式，编织激光切割制作而成，结构有开环和闭环两种，其网孔面积大小也不同。支架的选择应根据病变的解剖和病理形态特征确定（图3-6-1）。

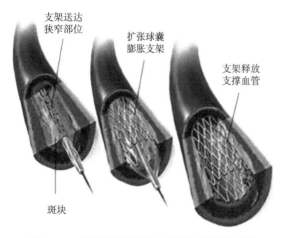

支架送达狭窄部位

扩张球囊膨胀支架

支架释放支撑血管

斑块

图3-6-1 颈动脉狭窄后支架置入的主要步骤

一般根据颈总动脉的直径选择支架大小，支架直径应等于或略大于颈总动脉直径，长度应覆盖病变两端，对于颈内动脉与颈总动脉管腔直径差距显著者，可考虑选择锥形支架。对于纡曲、钙化严重的病变，建议选择开环支架，以增加支架的贴壁性及径向支撑力；对于伴有较大溃疡、斑块不稳定时建议选择低孔率或闭环支架。已有规格支架长度不够时，可以多支架套叠连接使用。

【超声表现及诊断要点】

（一）超声表现

1.颈动脉支架术后血流通畅 二维图像长轴和短轴切面可清晰显示管壁上网格状或螺旋状强回声结构，支架内管腔为无回声；彩色多普勒示血流通畅，充盈良好（图3-6-2）；频谱多普勒示支架管腔内血流速度较正常流速增快（支架放置后改变了颈动脉的生物力学特性，故流速增高），但无明显色彩明亮的加速血流。

2.颈动脉支架术后再狭窄及闭塞 支架置入

早期，部分患者可见支架内壁内膜轻度增生，无明显狭窄及血流变细。支架再狭窄二维图像示支架腔内管壁增厚或附壁血栓形成，致管径不同程度狭窄；彩色多普勒示狭窄处血流变细或窄束样血流，色彩变亮呈五彩镶嵌样；频谱多普勒示狭窄处血流速度明显加快，频带增宽，频窗充填呈湍流样改变，颈动脉支架术后再狭窄血流动力学参数尚无统一标准。支架腔内血栓形成时，可见暗淡回声充填，支架腔内无血流信号及频谱（图3-6-3）。

3.支架塌陷、变形、移位 可见支架呈不规则扭曲、变形的强回声改变；彩色多普勒示血流变细，塌陷或变形严重时，则无明显血流信号；频谱多普勒示支架塌陷、变形处呈湍流样频谱改变，远端血流速度减低。

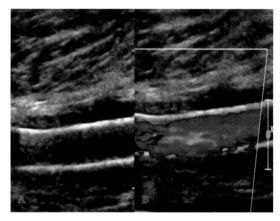

图3-6-2 支架成形术后管腔内液区清晰（A），血流通畅、充盈良好（B）

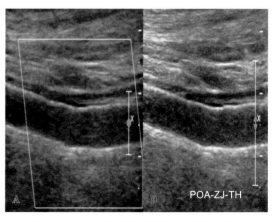

图3-6-3 支架成形术后血栓完全填充管腔
注：POA-ZJ-TH.腘动脉支架内血栓

（二）诊断要点

支架再狭窄：支架管径局限性狭窄；彩色多普勒示狭窄处血流变细或加速血流，色彩变亮呈五彩镶嵌样。

【鉴别诊断】　颈动脉粥样硬化斑块：尤其是存在强回声扁平硬斑时，易于与支架相混淆。

鉴别方法：

1. 询问病史，患者是否有颈动脉支架置入史。

2. 颈动脉支架长度较长，斑块长度较短。

3. 颈动脉横切面扫查：支架网格状强回声结构明显，呈环状；斑块为局限性均匀强回声。

【支架术后常见并发症】

（1）脑过度灌注综合征：由于动脉突然扩张，血流明显增多所致。

（2）心动过缓及低血压：由于支架刺激颈动脉窦的压力感受器所致，常常表现为头晕。

（3）再狭窄：血管的弹性回缩；血管的重塑形；内膜增生。

（4）血管痉挛：由于导管、导丝及造影剂的刺激所致。

（5）支架塌陷、变形、移位。

（6）缺血性卒中：由于血栓形成和动脉硬化斑块脱落所致。

【扫查时注意事项、要点和技巧】　检查时应详细了解患者的病史（如支架置入时间），有必要时查阅患者病例资料。应采用颈动脉长轴和短轴切面相结合扫查，支架较长的患者可选择凸阵探头检查。二维超声注意观察支架的位置、形态，分段测量支架的管径，支架内壁是否光滑、有无增厚及再狭窄，管腔内液区，有无血栓形成；彩色多普勒观察管腔内血流通畅度，有无血流变细和充盈缺损；频谱多普勒注意分段测量支架腔内的血流速度。

【报告书写要点与小结】　首先要在报告最前方描述"颈动脉支架成形术后"，二维超声应清晰描述支架所在血管的位置及形态，分别写出支架近段、中段及远段的内径，描述出支架内壁的光滑度及管腔内液区清晰情况；彩色及频谱多普勒应描述出支架内血流及血流速度情况，如支架有变形、再狭窄或血栓形成时，应详细描述。

CAS是一种微创、简洁、安全的治疗方法，为颈动脉狭窄的治疗提供了一种新的选择。颈动脉超声对支架成形术后的评估优于DSA和CTA，由于颈动脉超声快捷、方便、费用低廉、重复性强，并且能够动态实时显示支架腔内的血流通畅度、再狭窄及血流速度。因此，颈动脉超声是评价支架成形术后的首选检查。

【治疗方案】　目前颈动脉重度狭窄的治疗方法主要有颈动脉支架置入（CAS）、颈动脉内膜剥脱术（CEA）。

超声技术在CAS术前检测目的在于对斑块的回声特性、分布范围、血管残余管径、血流速度参数等形态学和血流动力学变化的综合评估，准确评估血管狭窄程度；超声检查是对CAS术后长期随访观察的重要手段，重点检测是否存在支架术后再狭窄的发生。

超声技术对CEA检测内容包括术前、术中监测及术后的形态结构和血流动力学的综合评估。

1. 术前　观察血管狭窄的部位和长度，斑块形态、大小、回声特性，评估血管狭窄程度；特别要指出斑块分布的范围、斑块远端位置距颈动脉分叉处水平的距离，关系到CEA手术成功率。

2. 术中　监测斑块是否剥脱完全，原狭窄部位有无残留，手术缝合是否造成血管再狭窄，血流速度与术前比较等。

3. 术后　同CAS是远期疗效随访的重要手段。

（刘丽文　赵永锋）

主要参考文献

（美）Zwiebel.W.J.血管超声经典教程.第6版.温朝阳，童一砂，译.北京：人民军医出版社，2015.

唐杰，温朝阳.腹部和外周血管彩色多普勒超声诊断学.第3版.北京：人民卫生出版社，2007.

任卫东，唐力.血管超声诊断基础与临床.北京：人民军医出版社，2005.

何文.颈动脉彩色多普勒超声与临床.北京：科学技术文献出版社，2007.

脑卒中防治系列指导规范编审委员会.中国颈动脉狭窄介入诊疗指导规范，2015.

华扬.颅颈及外周血管超声.北京：人民军医出版社，2010.

第七节 外周动脉人工血管移植术后超声评估

血管移植术是通过手术在闭塞血管的两端用人造血管或自体材料连接起来，让血流能绕过闭塞段的血管并通过桥血管通畅地流向远端，从而恢复远端脏器器官的供血。对于人造血管移植术后血流是否通畅的评价成为重点问题。超声彩色多普勒可以观察人造血管移植术后吻合口处和管腔内阻塞情况、血流状态，并测定必要的血流动力学改变，为临床判定人造血管功能提供无创的、简单的、可重复应用的检查手段。

【人造血管材料】 血管移植材料有自体静脉和人造血管两种。由于自体静脉选取的大隐静脉条件不佳，创伤较大，管径狭小，移植后容易再次闭塞，故临床往往选择人造血管，目前常用的人造血管材料有膨体聚四氟乙烯、聚四氟乙烯、涤纶等。有研究表明，膨体聚四氟乙烯材料的人造血管移植后有较高的通畅率。

【适应证和禁忌证】

（一）适应证

1. 多发性大动脉炎，双侧颈动脉闭塞。
2. 陈旧性动脉血栓形成致管腔闭塞，药物溶栓无效者。
3. 腹主动脉及髂、股动脉动脉瘤手术切除术后，确保远端肢体血供。

（二）禁忌证

1. 多发性动脉瘤，广泛严重的全身动脉粥样硬化。
2. 患者全身情况不良，有严重的心、肾及脑部疾病，而其预后比动脉瘤更为恶劣者。

【影响术后通畅率的因素】

1. 原发病的发展 虽然移植后会缓解远段肢体缺血的症状，但不消除动脉硬化危险因素的刺激，疾病继续发展会导致人造血管吻合部位的再狭窄。
2. 人造血管自身刺激 引发机体炎症反应，导致动脉血管内膜增生。

3. 血栓形成 人工血管移植术会对血管内皮造成机械性损伤，导致早期血栓形成及晚期吻合口内膜增生。

4. 内膜过度增生 其发生机制研究甚多，目前已证实内皮细胞损伤、血管内脂质沉积、炎症反应和自身免疫复合物形成等都参与了内膜增生过程，人工血管移植会对血管壁造成撕裂或剥脱等机械性损伤。

5. 临床不规范用药等 人工血管移植术后发生再狭窄，根本原因是血管内膜由于各种损伤，导致血栓形成和内膜过度增生以及动脉硬化病情的迁延发展。

【超声表现及诊断要点】

（一）超声表现

1. 二维超声 二维图像的长轴切面可清晰显示与正常血管管壁回声不同的人造血管图像。人造血管管壁内、外层为较薄的强回声线样结构，中间为无回声，两层间宽度约为1mm，为典型的"双线征"或"双环征"（短轴切面），管腔内呈无回声（图3-7-1）。

2. 彩色多普勒 正常人造血管腔内彩色血流充盈良好，血流边缘平滑，无血流变细、颜色变亮或无血流信号等管腔狭窄造成的血流图像特征（图3-7-2），目前人工血管移植术后再狭窄的血流

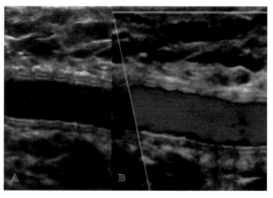

图3-7-1 人造血管腔内液区清晰（A），彩色血流充盈好（B）

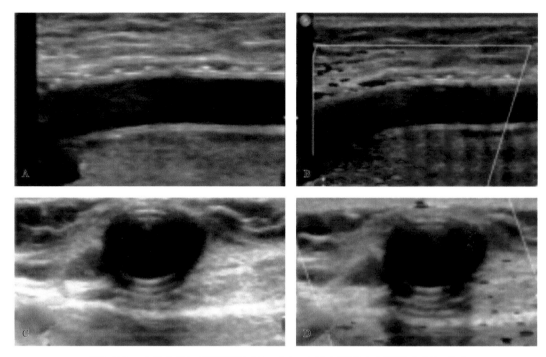

图3-7-2　人造血管二维声像图（A，C），人造血管腔内血栓形成（B，D）

动力学参数尚无统一标准。

3.频谱多普勒　人造血管管腔内呈正常的三相波动脉血流频谱，但如近端仍有病变存在时，远端可有相应的低速低搏动的血流频谱改变。

（二）诊断要点

在闭塞动脉的近端及远端探及血管通路，通常为端-侧吻合，人造血管管壁呈强回声线样结构（"双线征"），无内-中膜结构。注意观察吻合口处管径和流速是否存在狭窄，人造血管管腔内是否有血栓形成。

【扫查时注意事项、要点和技巧】　应用超声检查除了确定血管病变情况和程度外，应检查病变血管与人造血管吻合处内膜的连续性、光滑度和厚度，该部位的血流充盈情况和血流速度，确定有无狭窄或阻塞；观察人造血管腔内血流有无变细、有无血流信号及狭窄程度。

【报告书写要点与小结】　测定输出端动脉近端内径、流速及频谱形态；两侧吻合口处内径、流速频谱形态；输入端动脉远端内径、流速及频谱形态等血流动力学指标，描述人造血管腔内二维、血流情况；间接判定人造血管的功能和组织供血的情况。

对于部分外周血管闭塞的患者，不能进行支架成形术或支架成形术后又发生二次血管闭塞者，人造血管移植术能够提供一种新的血管通路。应用彩色多普勒超声可以观察人造血管移植术后，人造血管吻合口处和管腔内阻塞情况、血流状态及血流速度，为临床判定人造血管功能提供无创的、简单的、可重复应用的检查手段。

【治疗方案】　人工血管移植术一般认为腘动脉以上的血管移植术后2年通畅率比较高，可达到或接近70%～80%，而腘动脉以下的术后通畅率较低，仅30%～40%。针对术后再狭窄的问题，临床采用药物控制性治疗动脉硬化病情的加重，人工血管材料的改进、血管内皮化、血管内涂层及修饰，均可不同程度地提高术后血管通畅率。

此外，血管内超声消融技术在重建闭塞动脉远端流出道中显示出明显优势，研究报道14例股浅动脉闭塞超声消融后再通率达100%，与国外资料一致。血管超声消融优势在于打通闭塞动脉，为下一步球囊扩张及支架置入创造条件；并且可以消融直径2mm血管内的血栓和斑块。血管内超声消融技术起到了其他手段无法代替的作用。

（赵永锋）

主要参考文献

唐杰，温朝阳.腹部和外周血管彩色多普勒超声诊断学.第3版.北京：人民卫生出版社，2007.

任卫东，唐力.血管超声诊断基础与临床.北京：人民军医出版社，2005.

张培华.临床血管外科学.北京：科学出版社，2003.

张春颖，唐力.彩色多普勒超声在动脉旁路转流术人造血管中的应用.中华现代影像学杂志，2007，4（1）：22-24.

刘丽，刘军，靖冬梅.超声消融在重建股动脉双通道流出道中的作用.中国急救医学，2003，23（11）：824.

第4章 静脉血管疾病超声诊断

第一节 下肢深静脉血栓超声诊断

下肢深静脉血栓（deep venous thrombosis, DVT）是目前临床常见的周围血管疾病，是指血液在深静脉血管内不正常凝结，阻塞管腔，导致静脉血回流障碍。本病可导致静脉瓣膜功能不全、肢体功能障碍及并发的肺栓塞，是患者生命健康的一大威胁。据国外相关报道，美国每年新增的DVT患者超过60万人，其中因DVT所致的死亡患者总数接近10万人，而国内DVT的患者的确诊率也逐年升高，特别是近几年。DVT引发的后果严重而广泛，应采取有效的预防、诊疗措施，对降低DVT的发病率及栓子脱落后所致肺栓塞的致死率有着重要意义。

【病因和发病机制】 18世纪的医学家Virchow通过实验，结合大量其他已有的研究结果，提出了3项与血栓形成密切相关的因素：血流缓慢、静脉壁损伤和血液高凝状态，被看作是血栓形成的经典理论。

1.静脉血流滞缓　各种原因的长时间的制动、卧床、久坐久站等；手术过程中在麻醉作用下使骨骼肌完全麻痹，失去收缩功能，骨骼肌对周围静脉的挤压作用消失使静脉回流减慢或血液淤滞；术后卧床休息，下肢肌肉处于松弛状态，不利于血液回流。

2.静脉壁损伤　经静脉输注某些刺激性溶液时会刺激静脉的内膜，导致局部的炎症反应、血管的损伤，使血小板易于黏附聚集，进而导致静脉血栓形成；深静脉穿刺、骨折碎片等机械性损伤静脉管壁，也可使静脉内膜下组织暴露，易于引发静脉血栓形成。

3.血液高凝状态　血液高凝状态分为先天性与后天性。比较常见的先天性血液高凝状态病因有：抗凝物质的缺乏、血浆中纤维蛋白原的异常、已产生的纤维蛋白溶解异常等；后天性高凝状态病因包括：创伤、休克、肿瘤、手术、长期使用雌激素、妊娠等。手术并不单纯通过肌肉松弛、制动的过程引发血栓，由于患者对手术的应激反应，血小板黏聚能力较术前增强，血清中前纤维蛋白溶酶活化剂和纤维蛋白溶酶两者的抑制剂水平也均有升高，从而使纤维蛋白溶解减少。当大量失水，比如严重脱水或烧伤可使血液浓缩，血浆内的促凝物质浓度相应升高，也可增加血液凝固性。恶性肿瘤破坏正常组织的同时，会释放某些具有凝血作用的酶，降低抗凝血酶Ⅲ的水平，从而增加血液的凝固性。临床上对止血药物的用量把握不好，超出使用剂量，也可使血液由低凝向高凝状态转变。

以上所述各项病因常常不能独立导致血栓的发生，而常由其中两个或多个因素相互协同后发生的。

【病理解剖和病理生理】 髂静脉、股静脉血栓左侧多发，较右侧多2～3倍。可能与左侧髂总静脉走行较长，解剖上被右侧髂总动脉压在其下而产生不同程度的压迫有关。下肢静脉血栓一旦形成，患侧肢体血液回流即会受阻。急性期时，血液淤滞于下肢静脉内，静脉内压力将迅速增高，血液中的水分将顺压力梯度通过毛细血管渗入组织中，致组织肿胀。

下肢静脉血栓根据血栓发生部位范围可分为3型。

1. 中央型　即髂静脉、股静脉血栓形成。常见于左侧，主要表现为血栓栓塞部位以下肿胀，回流入该深静脉的浅静脉怒张。血栓可逐渐向下延伸至整个下肢深静脉，进而发展成为混合型。血栓脱落后回流入右心进入肺循环可导致肺动脉栓塞，当栓塞肺部大血管时可危及患者生命。

2. 周围型　是指小腿内的深静脉血栓形成。一般症状较轻，给予溶栓及对症治疗后大多血栓可以消融，部分患者可自溶。若血栓脱落也能引起较轻的肺栓塞，临床上易于被忽视。主要表现为小腿肿痛。

3. 混合型　即上述两型均存在。

【临床表现】

1. 肢体疼痛　是最早出现的症状，主要为胀痛，原因是血栓形成后会刺激静脉壁导致炎症反应，激发壁内的神经感受器所致。

2. 肿胀　为最主要、最常见的症状，常为不对称的一侧肢体肿胀。下腔静脉血栓形成时，阻塞了双侧肢体的静脉回流，因而常表现为双侧的肿胀。

3. 色素沉着　血栓导致静脉回流受阻，血液淤滞致使浅静脉曲张，皮温较对侧升高，皮色早期为紫红色，以后逐渐加深。

4. 全身反应　缺乏特异性，如体温升高、脉搏增快、白细胞计数升高等。

5. 肺栓塞　下肢深静脉或下腔静脉内血栓脱落后进入肺循环造成肺动脉栓塞，严重者栓塞肺部的大血管可造成猝死，是下肢深静脉血栓最为严重的并发症。常表现为突发的呼吸困难、胸痛、咯血。

6. 血栓后综合征　是血栓形成后的长期慢性的并发症，主要表现为肢体乏力、肿胀，久站或活动后加重。可伴有静脉性的间歇性跛行、浅静脉曲张、皮肤色素沉着、增厚粗糙、瘙痒、湿疹样皮炎、反复发作的溃疡等。

【超声表现及诊断要点】

（一）超声表现

1. 静脉流速减低　①静脉血管内径增宽；②静脉血流流速减低、血流淤滞，呈"自显影"征象（图4-1-1，图4-1-2）；③彩色血流或频谱消失；④探头加压静脉管腔被完全压闭。

2. 静脉血栓急性期（几小时至数天）　①二维超声：管腔内径与健侧对比明显增宽，管腔内低弱、近无回声实物充填（图4-1-3），游离端可在管腔内漂浮，静脉瓣活动受限，探头加压不能

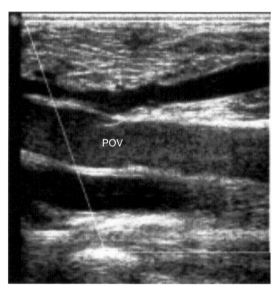

图4-1-1　腘静脉血流缓慢，呈"自显影"征象

注：POV.腘静脉

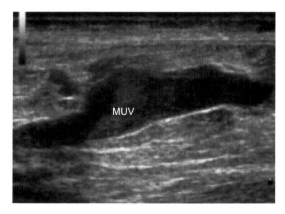

图4-1-2　肌静脉增宽，血流缓慢，呈"自显影"征象

注：MUV.肌静脉

完全压瘪；②彩色多普勒：多数为完全型的血栓，管腔内无明显血流信号，部分型为点条状血流，流速与健侧对比减低（图4-1-4）；③频谱多普勒：完全型不能测及频谱信号，部分型频谱变为连续性低速波群，不随呼吸运动变化。

3.亚急性期（数周以后）①二维超声：管腔内径接近正常，管腔内血栓回声略增高，静脉

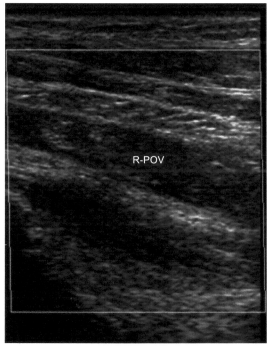

图4-1-3 右侧腘静脉完全充填型血栓，管腔内血流信号消失

注：R-POV.右侧腘静脉

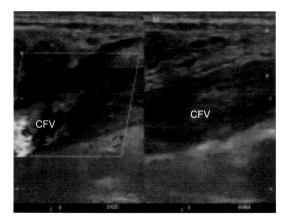

图4-1-4 股总静脉急性期不完全充填型血栓，管径增宽，血流信号充盈缺损

注：CFV.股总静脉

瓣活动受限，探头加压不能完全压瘪；②彩色多普勒：完全型管腔内无明显血流信号，部分型血栓点条状血流；③频谱多普勒：完全型不能测及频谱信号，部分型频谱变为连续性低速波群，不随呼吸运动变化。

4.慢性期（数月至数年）①二维超声：管腔内径与健侧对比缩窄，管壁毛糙增厚，管腔内血栓呈中高回声，血栓形态不规则（图4-1-5），静脉瓣增厚变形，探头加压不能压瘪；②彩色多普勒：血栓再通，内呈"溪流样"细束血流，再通者可存在侧支；③频谱多普勒：完全型不能测及频谱，瓦氏静脉瓣反流明显。

（二）诊断要点

1.患肢肿胀、疼痛，临床生化指标D-二聚体水平升高。

2.超声扫查病变深静脉管腔有实质性回声，部分或全部充填血管管腔；完全型的血栓，管腔内无明显血流信号，部分型为点条状血流改变，且流速减低。

3.探头加压后，静脉管腔不能被完全压瘪；深吸气或做乏氏试验后，静脉管腔变化不明显，静脉搏动消失，静脉瓣的运动减弱或消失。

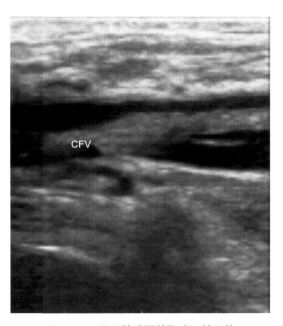

图4-1-5 股总静脉慢性期陈旧性血栓

注：CFV.股总静脉

【鉴别诊断】 下肢静脉血栓应和下列疾病相鉴别。

1.急性下肢动脉血栓 常表现为单侧下肢的突发的较为剧烈的疼痛。但动脉血栓时肢体肿胀少见，主要表现为栓塞远端肢体皮温低，足背动脉、胫后动脉等肢体远心端的较小动脉搏动消失。

2.淋巴水肿 起病较缓慢，既往常有妇科手术或放疗史，发病后病情持续时间长，迁延不愈，急性期有疼痛，后症状逐渐减轻，无或轻微钝痛，抬高患肢水肿可不同程度减轻。

3.其他疾病 急性小腿肌炎、纤维组织炎、小腿肌肉劳损，小腿深静脉破裂出血及跟腱断裂。上述疾病均有外伤史，起病急，局部有剧烈疼痛，小腿、踝部皮肤可见淤血斑。

【扫查时注意事项、要点和技巧】

1.下肢深静脉超声检查常用5～10MHz线阵探头，肥胖、体形巨大患者易适当降低频率（2～5MHz）、采用凸阵探头或探头加压。

2.下肢静脉近心端至远心端血流速度逐渐减低，位置逐渐变浅，检查过程中，需逐渐降低彩色标尺（scale），以检测到低速的血流信号，手压探头的力不宜过大，以免静脉被压瘪后无法显示。

3.分段采集下肢深静脉多普勒频谱，取样框角度应≤60°，取样线与血流方向平行。

4.扫查腘静脉时从近心端开始并与股浅静脉少许重叠，保证股浅静脉和腘静脉连接处的任何节段均不被遗漏。

5.下肢静脉血栓超声检查主要采用间断加压法及彩色多普勒超声检查法：在横切面探头向下按压静脉，静脉被压瘪。放松后，沿静脉向下移动探头2～3cm，再次加压，直至检查完整条静脉。如某些静脉位置较深或位于骨骼旁不好挤压，可采用彩色多普勒观察血管内血液填充是否完整。

6.小腿深静脉多为两条同名静脉伴行一条同名动脉，且静脉内径较细，应注意横切和纵切相结合，探查清楚两条血管内有无血栓形成，以防漏诊。

7.小腿肌静脉血栓在临床很常见，但超声检查过程中，容易忽视或忘记扫查该静脉，因注意检查。

【报告书写要点与小结】 注意描述血栓有无、部位、范围、类型。

超声描述：静脉内径增宽，管腔内液区不清，可见暗淡回声充填，静脉压缩性差；彩色血流示：暗淡回声区可见血流充盈缺损。超声提示：静脉血栓形成（不完全充填型）。

彩色多普勒超声是继血管造影之后准确有效诊断下肢深静脉血栓的方法，超声与造影相比，更为简单快捷，对患者无损伤，可床旁操作，准确率高，可达95%以上。超声检查目前已在临床迅速推广。但超声检查也存在一定的局限性，如股静脉远心段位置过深时，小腿过度肿胀静脉显示困难时等，故必要时可结合静脉造影等结果。

【治疗方案】 目前临床下肢深静脉血栓治疗常用方法有物理治疗、药物溶栓、手术取栓、滤器置入等。

1.物理治疗 物理治疗主要包括间歇性充气加压泵、足底静脉泵以及梯度压力弹力袜等方法，主要用于术后预防血栓形成，利用物理原理促使下肢静脉血液回流速度增加，减少血液滞留。

2.药物溶栓 溶栓治疗是下肢静脉血栓治疗中应用最早且最广泛的方法，抗血栓药可分为抗凝血药、抗血小板聚集药和溶血栓药三大类。溶栓治疗是利用溶栓药物激活体内纤溶酶原，使之变成有活性的纤溶酶，促进血栓的溶解，达到清除新鲜血栓的目的。溶栓治疗主要针对新鲜血栓，发病后越早使用效果越好。溶栓治疗最常见的副作用是出血，发生率达12%～45%，出血量与用药剂量、用药方式和用药时间有关。

3.手术取栓 慢性下肢静脉阻塞一般无须手术治疗，手术治疗方法主要是再建静脉旁路，由于静脉血流的特殊性，使得旁路血管长期通畅率不如动脉血管。

4.腔内介入治疗（滤器置入） 主要针对大血管，如髂静脉和下腔静脉等。当静脉血栓形成后再通不完全时局部容易形成狭窄，利用超声静脉造影明确狭窄的部位后，在超声引导下从对侧股静脉插管至狭窄处，用球囊导管扩张，并放置支架、滤网，恢复管腔内径。

随着超声影像新技术的不断发展和超声造影剂制备技术的不断改进，超声造影在下肢深静脉血栓疾病治疗中的作用日趋重要，如超声造影剂靶向微泡携带基因治疗、携带药物治疗等。

（刘丽文　陈　曦）

主要参考文献

Rathbun S.The Surgeon General's Call to Action to Prevent Deep Vein Thrombosis and Pulmonary Embolism.Circulation，2009，119：480-482.

White RH.The epidemiology of venous thromboembolism.Circulation，2003，107（23 Suppl 1）：14-18.

Douketis JD，Julian JA，Kearon C，et al. Does the type of hormone replacement therapy influence the risk of deep vein thrombosis? J Thromb Haemost，2005，3：943-948.

李毅.髋关节置换术围手术期的深静脉血栓预防策略的研究.浙江大学，2013：16-18.

田华，宋飞，张克，等.阿司匹林预防关节置换术后血栓栓塞性疾病的疗效和安全性研究.中华医学杂志，2007，87（47）：3349-3352.

徐智章，张爱宏.外周血管超声血流成像.北京：人民卫生出版社，2002.

陆恩祥，任卫东.血管超声诊断图谱.沈阳：辽宁科学技术出版社，1999.

中国医师协会超声医师分会.血管超声检查指南，2009.

第二节　下肢浅静脉血栓超声诊断

下肢浅静脉血栓（superficial venous thrombosis，SVT）是指下肢浅静脉内血液异常凝结，阻塞管腔进而引起一系列临床症状的疾病。主要表现为沿浅静脉走行出现肿痛，皮下出现条索状物或硬结。常见于下肢的大、小隐静脉及其属支、曲张的皮下浅静脉内。临床对于浅静脉血栓的研究较深静脉少，因为它被认为是一种自限性疾病，临床易诊断，治疗也常常是以缓解症状为主。但下肢浅静脉血栓形成与深静脉血栓有共同的危险因素，并可通过复杂的过程引起肺栓塞，应引起临床重视。下肢浅静脉血栓的患病率目前仍不明确，国外一项多中心、以社区人口为基础的研究显示，对于成年人急性下肢浅静脉血栓的年诊断率为0.64%，女性比率高，随年龄增长患病率增加。

【病因和发病机制】

1.血流缓慢或淤滞　主要原因有肢体活动减少或活动受限，如手术后的患者，下肢深静脉瓣功能不全，血液反流导致浅静脉曲张，血液淤滞于深浅静脉内；长期卧床的患者，肌力逐渐降低，骨骼肌对血管壁支撑力会大大减弱，肌肉不收缩对血液回流的挤压作用也会减弱，导致血液回流缓慢。

2.静脉壁损伤　静脉输注一些刺激性溶液时会刺激静脉的内膜，导致局部的炎症反应、血管的损伤，使血小板易于黏附聚集，进而导致静脉血栓形成；深静脉穿刺、骨折碎片等机械性的损伤静脉管壁，也可使静脉内膜下组织暴露，易于引发静脉血栓形成。

3.血液高凝状态　手术外伤、烧伤、心肌梗死、输血、肿瘤等导致血液高凝状态。

4.血管壁本身弹性降低　随年龄增长，血管壁逐渐老化，如患者再有吸烟、糖尿病、肥胖、肢体水肿、心力衰竭等病史，则这一过程会加快。

浅静脉血栓最常见的病因与血管壁损伤有关；血管壁损伤后，暴露内膜下组织，易于使血小板黏附聚集，再加上浅静脉内血流速度缓慢等因素，最终可发展为血栓。另外在血管的汇合处，管壁的结构最为薄弱，淤血或长期针刺输液可使薄弱的内膜上发生极为微小的裂伤，从而使血小板黏附。口服避孕药和妊娠也可能与其发病有关，但尚无确切证据。此外，某些恶性肿瘤已证明能够释放一些促凝物质，可引发浅静脉血栓。

【病理解剖和病理生理】 下肢浅静脉血栓以大、小隐静脉多见。静脉壁管壁增厚，病理上有不同程度的炎性改变，血栓与静脉壁黏附紧密，不易脱落。血栓形成约1周后，随着炎症的逐渐消退和渗出液的吸收，如血栓未溶解，则遗留无痛性硬索，血管引流区有棕色色素沉着。有些疾病经过一段过程，局部可以重新建立血液循环；少部分患者在经过较长时间后，受累浅静脉可再通。

【临床表现】 首先出现的症状为病变浅静脉区突发的红肿、灼痛或压痛，皮下可扪及条索状物，后疼痛逐渐消退，皮下遗留无痛性的硬条索物体，并逐渐出现局部皮肤色素沉着。如曲张静脉内血栓形成，则早起一般无红肿、疼痛。浅静脉间交通吻合支异常丰富，血栓形成后血液回流可通过侧支，很少引起静脉血液回流障碍，整个肢体肿胀少见。因浅静脉位置表浅，形成血栓后可通过临床诊断，但如需确定血栓范围，仍需超声检查。

【超声表现及诊断要点】

（一）超声表现

1.二维超声 病变节段浅静脉管腔内径增宽，西京医院超声科诊断浅静脉增宽标准：大隐静脉大腿部内径＞5mm，大隐静脉小腿部及小隐静脉内径＞3mm；管壁不均匀增厚、内膜不光滑，管腔内可见低、等回声或混合回声团块（图4-2-1，图4-2-2），与管壁分界不清，病变急性期少数管腔内呈无回声，但探头加压管腔不能压瘪可有不同程度皮下组织水肿表现，有下肢静脉曲张的患者中可见静脉瓣功能不全表现。

2.彩色多普勒 内部无明显的血流信号或仅见少许线样、星点状血流（图4-2-3）。

（二）诊断要点

患者常伴发浅静脉曲张，患肢酸胀不适，久立或午后不适加重，部分患者无明显不适。特别在小腿大隐静脉属支走行区域，超声扫查浅静脉纤曲扩张，彩色血流信号消失，探头加压管腔不能完全被压闭。

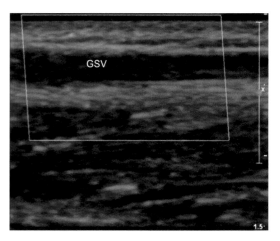

图4-2-1 大隐静脉内径扩张并暗淡回声完全充填管腔，血流信号消失（纵切面）

注：GSV.大隐静脉

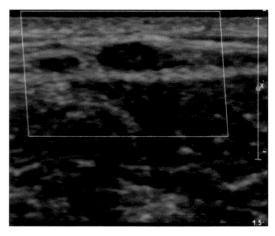

图4-2-2 大隐静脉扩张并暗淡回声完全充填管腔，血流信号消失（横切面）

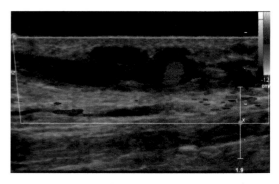

图4-2-3 大隐静脉纤曲扩张并不完全充填型血栓形成，彩色血流充盈缺损（纵切面）

【鉴别诊断】

1.下肢丹毒　发病部位以小腿伸侧面多见，初起常伴有寒战、高热、便秘等全身症状，后皮肤出现红斑，红斑处灼热、疼痛，受压后退色。红斑的边缘稍凸起，与正常皮肤有明显分界，随病情发展，红斑可逐渐向周围扩散，而中央部分逐渐变浅。

2.结节性红斑　是多发于年轻女性的自身免疫性疾病，有季节性。结节多发生于小腿伸侧面，大小不一，数目不等，由鲜红渐变为暗红，伴有疼痛，呈圆形、片状或斑块状。结节可自行消退不留痕迹，反复发作。

【扫查时注意事项、要点和技巧】

下肢浅静脉超声检查常用频率低的5～12MHz线阵探头，肥胖、下肢肿胀患者可进一步降低探头频率，或采用2～5MHz凸阵探头。下肢浅静脉内血流速度较慢，当需要使用彩色多普勒或频谱多普勒时设置低的流速量程、较低的滤波、较高的增益。扫描手法要轻，以免静脉被压瘪而探查不到。下肢浅静脉血栓超声检查也主要采用间断加压法：在横切面探头按压静脉，看静脉能否被压瘪，放松后沿静脉移动探头2～3cm，再次按压，直至扫完整条静脉。

【报告书写要点与小结】　描述被检静脉通畅性，有无血栓形成，浅静脉内径粗细，有无静脉曲张。如有血栓形成，注意描述血栓范围。超声描述：左侧小隐静脉中段内径增宽，管腔内液区不清，可见暗淡回声充填，静脉压缩性差；彩色血流示：暗淡回声区可见血流充盈缺损。超声提示：左侧小隐静脉局限性血栓形成。

【治疗方案】　下肢浅静脉血栓无特殊的治疗方法，主要是药物抗凝、溶栓治疗及中药治疗等，严重者采用介入性局部溶栓术，如经导管血栓抽吸术等。

超声用于检查浅静脉血栓，不仅能准确判断血栓范围，也有利于监测其发展，有助于临床制订合理有效的治疗方案。一些研究显示，有20%～40%浅静脉血栓的患者合并症状不明显的深静脉血栓，通过超声有助于确诊。有些看似浅静脉炎的患者，实际是软组织感染或水肿，彩色多普勒超声很容易鉴别，但临床上鉴别却很困难。

（陈　曦　安　丽）

主要参考文献

Cosmi B.Management of superficial vein thrombosis. JTH，2015，13（7）：1175-1183.

Décousus H，Bertoletti L，Frappé P.Spontaneous acute superficial vein thrombosis of the legs：do we really need to treat? JTH，2015，13 Suppl 1：S230-237.

Gradman WS.Endovenous saphenous vein ablation in patients with acute isolated superficial-vein thrombosis. Phlebology／Venous Forum of the Royal Society of Medi cine，2015，30（3）：204-209.

Unno N，Mitsuoka H，Uchiyama T，et al.Superficial thrombophlebitis of the lower limbs in patients with varicose veins.Surg Today，2002，32（5）：397-401.

Scott G，Mahdi AJ，Alikhan R.Superficial vein thrombosis：a current approach to management. British journal of haematology，2015，168（5）：639-645.

刘存发.血栓性浅静脉炎的综合治疗73例.中华普通外科杂志，2013，28（6）；472-473.

Frappé P，Buchmuller-Cordier A，et al.Annual diagnosis rate of superficial vein thro mbosis of the lower limbs：the STEPH community-based study. JTH，2014，12（6）：831-838.

第三节　下肢深静脉瓣膜功能不全超声诊断

下肢深静脉瓣膜功能不全并不少见。下肢深静脉瓣膜损害后，如静脉瓣叶、游离缘延长、脱垂、变薄不能合拢，不能有效地防止血液的倒流，导致下肢静脉内出现异常的血液反流。

【病因和发病机制】　下肢静脉血液在心脏舒张、胸腔负压、腓肠肌泵及静脉瓣膜的协同作用下才能顺利回流至心脏。下肢深静脉瓣功能不全是由瓣膜破坏和静脉扩张等因素综合作用引起的。

1.瓣膜破坏　下肢浅、深静脉系统内都有瓣膜，静脉瓣膜的作用是使回心血流单向行进。人体站立后心脏水平以下的静水压力持续作用于下肢静脉瓣膜，其所形成的逆向压力和逆流速度是引起瓣膜破坏的主要因素。压力持续作用于瓣膜，引起瓣膜内皮细胞损伤，长此以往使瓣膜发生松弛脱垂和关闭不全，形成日益加剧的病理性反流。

2.静脉扩张　逆向血流在遇到瓣膜的阻抗时反作用于静脉壁，使静脉壁平滑肌细胞遭破坏，肌束断裂，导致静脉壁的弹性和收缩力大为降低。因此，静脉壁的破坏首先表现为静脉扩张，静脉扩张导致瓣膜相对性关闭不全。

下肢深静脉瓣膜功能不全一般分为原发性和继发性两种。原发性的病因主要为先天静脉壁薄弱、扩张、瓣膜发育不良，以及老年静脉壁和瓣膜退行性变；继发性的病因则多为静脉血栓形成后瓣膜粘连、损害、活动受限。

【病理解剖和病理生理】　下肢静脉系统中，股浅静脉为髂股静脉的延续支，且直向下行，受血流的作用力最大，故股浅静脉瓣膜功能不全常和大隐静脉病变同时存在。有研究认为，原发性腘静脉瓣关闭不全较股浅静脉病变更常见，因为股浅静脉第一对瓣膜完好时，其逆向压力80%仍可传递到远侧腘静脉瓣处。

深静脉瓣膜功能不全后，血液向远端深静脉逆流、远端静脉压力升高，毛细血管充血，肢体长期处于水肿状态，由于血液含氧量降低，毛细血管通透性增加，代谢产物含铁血黄素沉积于皮下，出现色素沉着，易并发溃疡。

【临床表现】　久站肢体肿胀、沉重、胀破性疼痛；患侧小腿内侧浅静脉曲张隆起，色素沉着，可伴发皮肤溃疡。

【超声表现及诊断要点】

（一）超声表现

正常下肢静脉瓣纤细柔软，可有或无生理性反流。静脉瓣功能不全超声检查使用辅助方法，

乏氏试验及远端肢体加压；必要时站立检查。

1.二维超声　下肢浅、深静脉不同程度增粗、扩张、扭曲；粗细不一，呈囊状或湖泊样无或低回声。深吸气时管径增大。管壁厚薄不一、不光整。腔内有点状、絮状或相对强回声的斑片；透声性差。血栓形成呈不均匀的偏强回声，不规则的淤泥样或雾样偏强回声结节，严重者管腔形态不易辨认。静脉瓣不规则增厚，变形回声增强，或边缘模糊，瓣叶短小。

2.彩色多普勒　小管腔彩色血流不易显示，静脉扩大扭曲呈蜂窝状、血池样无回声区，血流红色或深蓝混杂。挤压小腿或乏氏试验，血流彩色出现，静脉瓣有反流彩色逆转红变蓝或相反（图4-3-1）。血栓堵塞的静脉呈杂乱的回声，看不到彩色血流与频谱。

3.频谱多普勒　乏氏试验或加压静脉瓣关闭不全时可出现与静脉正常血流方向相反的反流频谱（图4-3-2），通过测量静脉反流的持续时间，从而对瓣膜功能不全的程度进行判断。正常人群中，经常可发现挤压远端肢体放松后或乏氏试验时有短暂反流，但持续时间一般在<0.5s以内。而当反流持续时间介于0.5～1s时，则可疑下肢深静脉瓣膜功能不全。

（1）乏氏试验：Ⅰ级，反流持续时间为

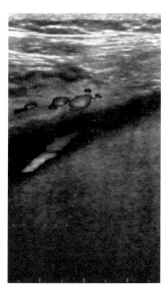

图4-3-1　乏氏试验时，股总静脉瓣下方出现与正常静脉血流方向相反的反流信号

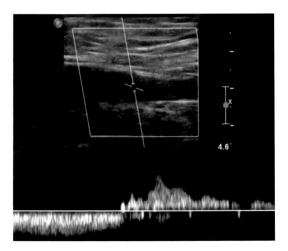

图4-3-2　股浅静脉瓣处出现与正常静脉血流方向相反的反流信号（基线上方）

1～2s；Ⅱ级，反流持续时间为2～3s；Ⅲ级，反流持续时间为4～6s；Ⅳ级，反流持续时间＞6s（摘自：周永昌.超声医学.北京：科学技术文献出版社，2003.）。西京医院超声科诊断标准：轻度，反流时间1～3s；中度，反流时间3～7s；重度，反流时间＞7s。

（2）反流峰值流速（V_{max}）：正常人静脉反流峰速＜22cm/s，故有将$V_{max} > 30$cm/s作为判断深静脉瓣膜功能不全的指标（摘自：徐智章.外周血管超声血流成像.北京：人民卫生出版社，2002.）。

（二）诊断要点

发现下肢浅静脉曲张、肿胀、色素沉着和小腿慢性溃疡，活动时小腿肿胀减轻。彩色多普勒检查显示深静脉管径增宽，瓣膜存在。做乏氏试验时，彩色血流出现色彩"逆转"，血流频谱出现持续性反向血流的静脉反流征象，可证实深静脉瓣膜关闭功能不全。

1.静脉形态异常，血管扩张，腔内淤血。

2.异常静脉节段血流显示红色或花色反流。

3.出现与正常相反方向反流频谱，反流持续时间＞1s。

【鉴别诊断】

1.原发性与继发性下肢深静脉瓣功能不全的鉴别　两者临床表现极为相似，只是病史不同。原发性者多为长期站立或重体力劳动者，继发性者多有血栓形成史。超声表现也可鉴别，原发性者静脉内膜光滑，瓣膜活动正常，管腔呈无回声，加压可使管径变小；继发性者静脉内膜增厚、毛糙，瓣膜增厚，且活动僵硬、固定，管腔内可有残存的血栓回声。

2.原发性大隐静脉曲张　临床主要表现为下肢沉重不适、浅静脉曲张，交通支静脉瓣膜功能不全后可出现色素沉着、溃疡形成等小腿营养性变化。该病变局限于浅静脉，临床症状较轻，无明显肿胀。超声检查深静脉瓣膜功能完好。

【超声扫查时注意事项、要点和技巧】　乏氏法评估静脉瓣功能不全注意要点如下。

1.嘱患者最大程度深吸气后屏气。

2.夜间检查假阳性率高。

3.患者头晕不适、焦虑等，肌张力改变，静脉瓣可能出现反流。

4.室内低温肌肉紧张，导致反流消失或严重程度低估。

5.乏氏法不适于身体虚弱或手术后住院患者。

6.操作重复性差。

【报告书写要点与小结】　超声表现：①描述深静脉是否通畅，有无血栓形成；②描述静脉瓣近端内径是否存在扩张；③描述浅静脉主干与其属支是否存在静脉曲张；④乏氏试验时，彩色血流出现色彩"逆转"，血流频谱出现持续性反向血流信号，并测量反流时间。

超声诊断：包括被检静脉瓣膜关闭不全的严重程度、静脉通畅性、内径、浅静脉曲张与否。

【治疗方案】　中度以上反流者应控制深静脉血液倒流，可行瓣膜修补术等。

彩色多普勒超声可提供下肢深静脉的解剖及其功能情况的信息，是判断下肢深静脉反流的首选影像诊断方法，在判断下肢深静脉反流部位和程度方面具有无创、简便等优点，尤其对腘静脉或腘静脉以下部位，可以弥补下肢静脉造影的不足。仅在静脉变异等复杂病变，彩色多普勒超声不能明确诊断时，需进一步行静脉造影检查。

（朱永胜）

主要参考文献

周永昌，郭万学.超声医学.第4版.北京：科学技术文献出版社，2003.

唐杰，温朝阳.腹部和外周血管彩色多普勒超声诊断学.第3版.北京：人民卫生出版社，2007.

陆恩祥，任卫东.血管超声诊断图谱.沈阳：辽宁科学技术出版社，1999.

徐智章，张爱红.外周血管超声彩色血流成像.北京：人民卫生出版社，2002.

第四节　下肢浅静脉曲张

下肢静脉曲张是指下肢浅静脉系统，即大、小隐静脉及其属支走行纡曲、不规则性扩张。下肢静脉曲张是下肢静脉系统重要的疾病和四肢血管疾病中最常见的疾病之一。

【病因和发病机制】 先天性静脉壁薄弱和静脉瓣膜功能不全是下肢浅静脉曲张的重要原因。此种情况使静脉壁易于扩张，近端静脉瓣关闭不全，致使血液倒流，继而逐渐破坏远端的瓣膜，导致大量血液从深静脉或近端静脉反流，造成浅静脉纡曲扩张。其次，浅静脉周围缺乏肌肉、深筋膜的保护，尤其浅静脉属支，位于皮下浅层脂肪内，其发生曲张的机会较浅静脉主干多见。此外，持久站立、慢性咳嗽、妊娠妇女、盆腔肿瘤等造成腹腔压力增高，均会导致浅静脉曲张的出现。原发性大隐静脉曲张主要由隐股静脉瓣功能不全所致，小隐静脉曲张则由股静脉、腘静脉瓣功能不全引起。

【病理解剖和病理生理】 静脉曲张的主要血流动力学变化发生在小腿肌肉的收缩期，由于保护血液单向流动的静脉瓣膜遭到破坏，深静脉血液逆流入浅静脉系统，而浅静脉周围缺乏肌肉筋膜的支持，加上静脉壁自身薄弱，从而导致静脉的增长、变粗，出现静脉曲张。静脉曲张后，下肢血液回流变慢、淤血，血液含氧量降低，毛细血管通透性增加，液体、蛋白质、红细胞和代谢产物渗出，引起纤维增生和色素沉着。局部组织因缺氧而发生营养不良，易并发皮炎、淋巴管炎和溃疡等。

【临床表现】 早期可没有任何的症状，所以常常不引起注意，到后期出现小腿酸困、沉重、无力、憋胀、疼痛，晨轻暮重，体表出现硬索、色素沉着、皮肤溃疡、丹毒，久治不愈或愈后复发，长期可形成浅静脉血栓。

【超声表现及诊断要点】

（一）超声表现

1.二维超声　灰阶超声可显示皮下曲张的浅静脉，呈不规则圆形或椭圆形无回声，纡曲扩张并互相交通（图4-4-1），西京医院超声科诊断浅静脉增宽标准：大隐静脉大腿部内径＞5mm，大隐静脉小腿部及小隐静脉内径＞3mm；探头能压瘪管腔，曲张静脉内血流缓慢，血流呈"云雾状"。

2.彩色多普勒　曲张静脉内血流方向不一，红蓝色均有，色彩暗淡。有时降低彩色标尺仍不能显示内部的缓慢血流（图4-4-2），这时用探头轻压管腔再松开有助于显示内部的静脉血流。

3.频谱多普勒　检测曲张的浅静脉内血流呈

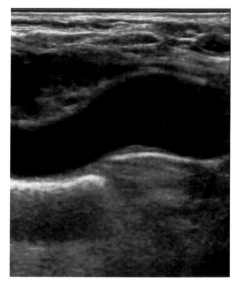

图4-4-1　皮下浅静脉呈管状扩张，内呈无回声

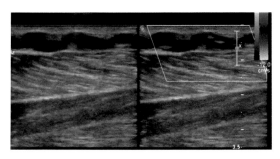

图4-4-2　曲张浅静脉内血流缓慢，不能完全显示内部血流

连续性低速静脉频谱，方向以回心为主，近端流速较远端稍快。伴有静脉瓣关闭不全时，乏氏试验可见瓣膜下方出现反向血流。

（二）诊断要点

1.患者常有小腿酸痛、乏力、肿胀症状，严重者可见体表血管隆起。

2.皮下浅静脉明显纡曲扩张，相互交通，常伴有静脉瓣功能不全。

【鉴别诊断】

1.肢体淋巴水肿　淋巴水肿是指淋巴管阻塞或扩张引起的肢体淋巴液回流受限，皮下结缔组织增生、脂肪硬化和肢体增粗。超声检查可见肿胀肢体的皮下明显增厚，回声增强，扩张的淋巴管呈蛇形广泛分布于皮下，探头加压不易压瘪，彩色多普勒显示内部无血流信号。

2.下肢深静脉瓣膜关闭不全　也可引起浅静脉扩张，但单纯浅静脉曲张时深静脉瓣膜功能多正常。

【扫查时注意事项、要点和技巧】

1.测量大隐静脉或小隐静脉直径时，静脉瓣膜部多呈局限性膨大，应避免在此处测量。检查时可采用纵向扫描显示静脉，避开静脉瓣膜部位，旋转超声探头，横切显示静脉并测量其直径。

2.如果临床上怀疑下肢深静脉血栓形成，应明确诊断。深静脉血栓形成时，浅静脉主干可能成为下肢重要的侧支循环静脉，因静脉曲张而手术去除浅静脉主干可能加重下肢静脉回流障碍。

【报告书写要点与小结】　超声表现：①描述浅静脉是否通畅、有无血栓形成；②描述浅静脉主干各段直径、静脉主干是否存在静脉曲张；③描述浅静脉主干与其属支之间的解剖关系；④如果超声检查过程中发现深静脉血栓形成，应做出相应的超声描述。

超声诊断：包括被检静脉通畅性、直径、是否曲张。

【治疗方案】

1.非手术治疗　使用弹力袜挤压曲张的浅静脉，促使深静脉血液回流；或者药物辅助治疗。

2.传统手术治疗　高位结扎并剥离大隐静脉主干，但创伤大。

3.微创静脉曲张治疗　包括静脉曲张刨切术、激光腔内闭合手术、硬化剂注射治疗等。

高频超声检查是诊断下肢静脉曲张最常用而有效的方法，它不仅安全、无创、无禁忌证，而且操作简便，图像直观，能清晰显示血管的解剖结构及血流状态，可反复检查，便于术后随访及手术效果的评价，客观了解下肢血管功能和血流动力学状态，可以观察瓣膜的发育、功能情况及血栓阻塞程度，为客观反映下肢血管的功能和血流动力学状态提供了一个较为理想的方法。

（朱永胜）

主要参考文献

徐智章，张爱宏.外周血管超声彩色血流成像.北京：人民卫生出版社，2002.
中国医师协会超声医师分会.血管超声检查指南.中华超声影像学杂志，2009（10）：911-920.

第五节　PICC置管术前和术后超声评估

外周中心静脉导管（peripherally inserted central verous catheter，PICC）是由外周静脉穿刺插管，其导管的尖端定位于上腔静脉，从20世纪90年代初引进我国，并在临床普遍利用，近似于临床上常常使用的套管针（图4-5-1）。

【临床意义】　PICC置管为癌症患者及需要

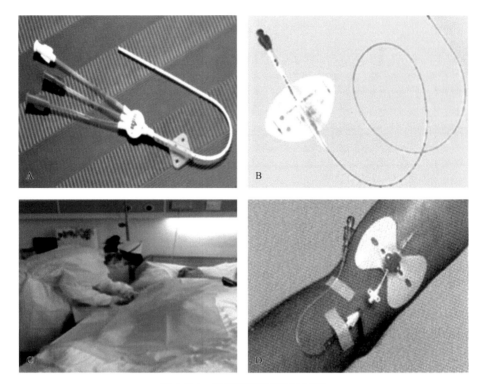

图 4-5-1　注射型三腔 PICC 导管

A.注射型三腔中心静脉导管；B. PICC中心静脉导管；C.护士在为患者做无菌PICC导管置入；D. PICC导管末端固定于皮肤表面，便于给药

持久输液的患者提供了一条无痛性治疗途径。有关资料报道留置时间可持续2年。提供可靠的输液途径，减少对外周静脉的刺激，保护血管；减少药物渗漏引起的皮肤感染，避免多次穿刺的痛苦，减少静脉炎的发生。

【适应证和禁忌证】

1.适应证

（1）需长期输液且静脉条件较差的患者。

（2）用刺激性强的药物或毒性药物治疗的患者，如：用胃肠外营养药、化疗药等。

（3）需要病房中长期输液的患者。

2.禁忌证

（1）患者肘部静脉条件太差。

（2）肘部穿刺部位有感染或损伤。

（3）乳腺癌术后患者的患侧手臂。

（4）肺癌上腔静脉阻塞的患者。

【置管方式】

1.静脉的选择　头静脉、贵要静脉、肘正中静脉等肘部粗大静脉，一般临床多选择贵要静脉。

2.进针点的定位　肘关节上方1～2cm处，长度为肘关节到对侧胸锁关节40～43cm处。

【超声表现及诊断要点】

（一）超声表现

1.PICC 术前超声评估

（1）二维超声：主要观察肘部浅静脉的走行、管径、管壁、管腔液区及静脉压缩性；依次扫查贵要静脉、腋静脉、锁骨下静脉和头臂静脉（图4-5-2），有条件者可探查上腔静脉。

（2）彩色及频谱多普勒：主要观察所检查静脉血管的血流通畅度和充盈情况，以及管腔内的血流速度。

2.PICC 术后超声评估

（1）二维超声：主要观察置管的位置，依次扫查贵要静脉、腋静脉、锁骨下静脉和头臂静脉，可见置管在管腔内呈"管道样"强回声，观察管腔内及置管管壁上是否有血栓形成。

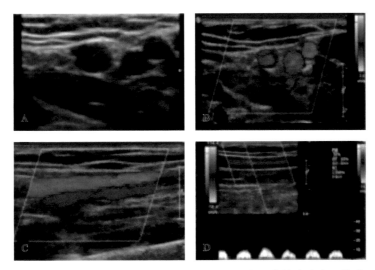

图4-5-2　A、B图为贵要静脉与肱静脉、肱动脉的关系，从左至右依次为贵要静脉、肱静脉、肱动脉；C为肱动脉、肱静脉长轴切面，蓝色为肱动脉、红色为肱静脉；D图为贵要静脉频谱多普勒

（2）彩色多普勒：可见血管腔内置管处血流充盈缺损，余血管腔内血流通畅、充盈良好（图4-5-3）；血管腔内有血栓形成或置管管壁上有附壁血栓时，管腔内无血流信号或置管管壁上血流信号充盈缺损（图4-5-4）。

（3）频谱多普勒：管腔内可录得正常静脉频谱，血栓完全充填时录不到血流频谱，血栓部分充填时录得低速血流频谱。

（二）诊断要点

上肢浅静脉管腔内探及"管道样"强回声，观察管腔内及置管管壁上是否有血栓形成，管壁上有附壁血栓时，管腔内无血流信号或置管管壁

周围血流信号充盈缺损。

【扫查时注意事项、要点和技巧】

1.PICC置管患者拔管前的超声检查已作为常规检查项目，主要观察置管静脉腔内是否有血栓形成。

2.检查时注意把肱静脉和贵要静脉相区分，应长轴和短轴切面相结合做连续性扫查。

3.置管壁上的局限性附壁血栓易漏诊，请结合二维图像和彩色多普勒仔细观察。

4.血管交界处的伪影和血栓注意鉴别。

5.个别血管走行异常患者可见贵要静脉直接汇入锁骨下静脉。

【报告书写要点及小结】

1.术前　主要观察上肢浅静脉的走行、管

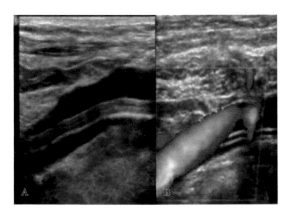

图4-5-3　PICC导管位于静脉血管内

注：A.管腔内液区清晰、透声好；B.管腔内血流通畅、充盈好

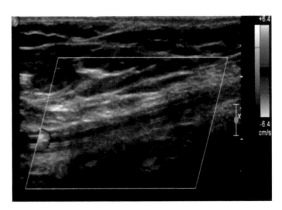

图4-5-4　PICC导管位于静脉血管内，管腔内血栓形成，无血流信号

径、管壁、管腔液区及静脉压缩性；观察所检查静脉血管的血流通畅度和充盈情况。

2.术后 观察置管的位置，依次扫查贵要静脉、腋静脉、锁骨下静脉和头臂静脉，可见置管在管腔内呈"管道样"强回声，观察管腔内及置管管壁上是否有血栓形成及有无血流信号充盈缺损。

【治疗方案】 外周中心静脉导管（PICC）已广泛应用于临床，是利用导管从外周手臂的静脉进行穿刺，导管直达靠近心脏的大静脉，避免化疗药物与手臂静脉的直接接触，加上大静脉的血流速度很快，可以迅速冲稀化疗药物，防止药物对血管的刺激，因此能够有效保护上肢静脉，减少静脉炎的发生，减轻患者的疼痛，提高患者的生命质量。血管超声检查主要用于观察PICC术后管腔内是否有血栓形成，避免患者拔管时血栓脱落造成肺栓塞的风险。

（赵永锋）

主要参考文献

唐杰，温朝阳.腹部和外周血管彩色多普勒超声诊断学.第3版.北京：人民卫生出版社，2007.
西京医院临床护理指南（2013版）.

第六节　深静脉置管术后超声诊断

深静脉置管，即把导管从体表刺入深部静脉血管内。在输入药液的同时，可以减少药液对皮肤及静脉的刺激。可用于输血、静脉营养及补液，尤其是具有刺激性的药液，此外深静脉置管也是公认的测量中心静脉压（central venous pressure，CVP）的诊疗措施。其具有留置时间长、输液速度与剂量随机可控、患者痛苦少等优点，并为临床上进行CVP临测、高价营养的补充、术后化疗、安置心脏临时起搏器等提供了良好的途径。静脉穿刺置管已广泛用于危重患者的抢救、静脉营养疗法、化疗、血液透析、体腔积液排除等。

【适应证】

1.严重创伤、休克及急性循环机体衰竭等危重患者。

2.长期输液或经静脉抗生素治疗。

3.全胃肠外营养治疗患者。

4.大量输血、输液及CVP的测定。

5.进行危险性较大的手术患者。

6.外周穿刺困难者。

7.高渗溶液或强酸强碱类药物输入。

【禁忌证】

1.严重凝血功能障碍，易出血或感染。

2.所选静脉通路有阻塞或损伤。

3.大面积烧伤合并感染并高热时，避免引起败血症。

4.穿刺部位有炎症。

5.胸部有畸形。

6.严重肺气肿剧烈咳嗽者慎用锁骨下静脉穿刺。

7.不合作或躁动患者，应适当镇静和麻醉。

8.极度衰竭的患者慎用。

【途径】

1.颈内静脉穿刺 刺激性小、置管留置时间较长，置管长度14～18cm。置管路径：颈内静脉—头臂静脉—上腔静脉。

2.颈外静脉穿刺 置管成功率高，并发症少。置管路径：颈外静脉—锁骨下静脉（或颈内静脉）—头臂静脉—上腔静脉。

3.锁骨下静脉穿刺 风险较大，易误伤动脉或胸膜，造成血、气胸，置管长度12～15cm。置管路径：锁骨下静脉—头臂静脉—上腔静脉。

4.股静脉穿刺 感染率较高，且导管周围易形成血栓，适用于短期使用，置管长度20～25cm。置管路径：股总静脉—髂外静脉（图4-6-1）。

【方法】

1.常规备皮、消毒术区、铺巾。

2.切皮、静脉穿刺、置入导引钢丝。

3.用扩张器扩张皮肤及皮下组织。

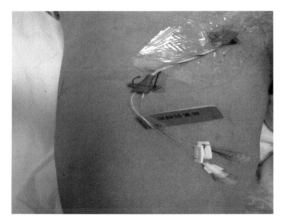

图4-6-1 右侧股静脉穿刺深静脉置管术后

4.脉留置导管置入适当静深度。

5.退出导丝并缝合静脉留置管。

【导管留置期常见并发症】 置管周围血栓形成、空气栓塞、导管堵塞、静脉炎、出血、导管脱落或折断、感染、皮肤细菌污染。

【超声表现及诊断要点】

（一）超声表现

1.置管正常 在二维超声图像上呈"等号"样强回声，超声图像上导管的管径可能会比实际导管要粗。可能与超声的成像原理有关，超声波在遇到导管时来回反射形成"多次内部混响"伪像；彩色多普勒可见血管腔内置管处血流信号充盈缺损，余血管腔内血流通畅、充盈良好。

2.置管位置异常 在颈内静脉、锁骨下静脉、股静脉置管中，锁骨下静脉置管位置异常的

发生率比较多见。正常锁骨下静脉置管应经皮下软组织进入锁骨下静脉然后进入头臂静脉继而进入上腔静脉，当发生位置异常时，导管头端没有进入上腔静脉，而进入同侧颈内静脉。其又有两种情况：一种为导管经皮下软组织直接进入颈内静脉；另一种为导管经皮下软组织进入锁骨下静脉，然后在头臂静脉内转折，头端进入同侧颈内静脉。因此，当在锁骨下静脉找不到置管时，要注意扫查一下同侧颈内静脉，如发现异常应提醒临床医师，以便妥善处理。

3.置管周围血栓形成 表现为置管与静脉壁之间可见暗淡回声充填（图4-6-2，图4-6-3），有时暗淡回声贴附于置管管壁，有时贴附于静脉壁，或者二者同时存在。一般来说，血栓的附着面都比较大，不会发生活动，脱落的危险性较小；但对于附着面较小、来回漂动的血栓，应提醒临床医师引起注意，以防血栓脱落而发生肺栓塞。

（二）诊断要点

四肢深静脉管腔内探及"管道样"强回声，观察管腔内及置管管壁上是否有血栓形成，管壁上有附壁血栓时，管腔内无血流信号或置管管壁周围血流信号充盈缺损。

【扫查时注意事项、要点和技巧】 由于置管的头端位于上腔静脉或髂外静脉，超声不易显示，但超声可以发现离穿刺位置较近的血栓，如颈内静脉段置管周围血栓、股总静脉段置管周围血栓及锁骨下静脉置管周围血栓。对于头臂静脉

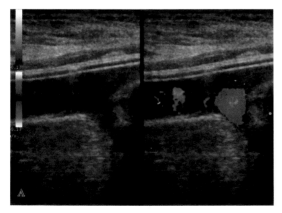
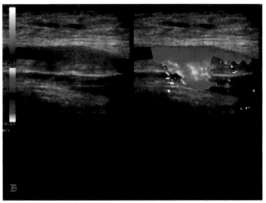

图4-6-2 图A、B为右侧股总-髂外静脉置管术后，图B显示股总静脉段置管周围血栓形成

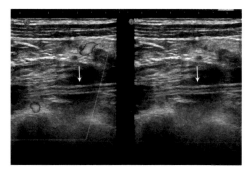

图4-6-3 右侧锁骨下静脉置管术后、置管周围血栓形成（箭头所示置管呈等号样强回声）

段及髂外静脉段置管高频探头不容易扫查，可以结合低频凸阵探头来扫查。而上腔静脉段扫查更加困难，可以用心脏探头扫查。由于存在部分容积效应等超声伪像，所以要仔细扫查，纵切面与横断面相结合，二维与彩色相结合，不同方位多切面扫查，以避免发生漏诊与误诊。

【鉴别诊断】 深静脉置管在24～48h后可形成纤维蛋白鞘包裹，其内可有微生物繁殖，留管时间越长，细菌越容易在其内定植。锁骨下静脉置管感染发生率相对股静脉及颈内静脉要低，可能与锁骨下静脉不易受到痰液、尿液及汗液等污染，导管不易移位等因素有关。

在超声图像上会看到置管管壁或拔管后静脉管腔有薄层暗淡回声贴附，厚度＜1mm，或者呈颗粒样偏强回声附着，可能与导管置入后纤维蛋白鞘包绕导管有关，也可视为血栓前期改变，此时超声可以提示置管管壁毛糙，以提醒临床医师注意。

【报告书写要点与小结】 超声报告应注明置管部位，如能探测到置管远端，应沿置管路径描述，如"右侧股总—髂外静脉置管术后"。超声描述还应包括置管位置是否正常，置管周围情况，有无血栓形成。锁骨下静脉置管有可能置管头端置入同侧颈内静脉，此时要观察颈内静脉段置管情况，如有血栓形成，应在报告中提示。

（韩永峰）

主要参考文献

洪克秀.锁骨下静脉置管导管误入颈内静脉相关问题探讨.医药论坛杂志，2015，26（24）：86-87.

徐龙汪、杨琴、杨艾梅，等.彩色多普勒超声对颈内静脉置管后血栓形成的检查.临床超声医学杂志，2011，13（2）：90-92.

王慧玲.深静脉置管致血栓形成的相关研究.广西医科大学，2012.

第七节　下肢深静脉癌栓超声诊断

癌栓（cancer embolus）是恶性肿瘤在脉管系统内形成栓子，堵塞管腔，引起一系列症状的疾病，为恶性肿瘤常见并发症之一。癌栓有多种类型，其中肝癌患者门静脉癌栓患病率及肾癌患者引流的肾静脉或下腔静脉癌栓患病率居高，分别为60%～90%、4%～10%，而国内外文献鲜有报道下肢深静脉癌栓。

【发病机制和病理生理】 下肢深静脉癌栓多由骨肿瘤引起，因下肢深静脉位置深，与骨骼位置相近，恶性肿瘤易侵及血管，其中以骨肉瘤多见，骨肉瘤癌细胞在生长、转移过程中，侵袭或堆积于血管和淋巴系统，或释放促凝物质，引起血液的凝血异常，导致栓子形成，发生一系列病理生理改变。此并发症可严重影响肿瘤患者的生存期和生存质量，特别是发生在人体重要组织和器官的癌栓，甚至使患者很快死亡。

【临床表现】 除恶性肿瘤造成的发热、疼痛、感染及恶病质等，下肢深静脉癌栓临床表现类似下肢深静脉血栓。早期症状不明显，后期可出现栓子刺激静脉壁导致炎症反应，栓子阻塞的远端静脉急剧扩张、患侧肢体肿胀、浅静脉曲张、皮温升高等类似下肢静脉血栓的表现。下肢深静脉癌栓脱落同样会经肺循环栓塞肺动脉，部分严重栓塞的患者可致心搏呼吸骤停，危及生命。

【超声表现及诊断要点】

（一）超声表现

1.癌栓形态不规则，内部回声不均匀（图4-7-1）；血栓形态较规则，内部回声较均匀。

2.癌栓走行：多呈蔓延式走行，血栓沿血管多呈节段性分布。

3.原发灶：癌栓多有原发灶（图4-7-2～图4-7-4），生长方向多由原发病灶向血管近心端发展；血栓没有原发灶，生长方向多由血管近心端向远心端发展。

4.CDFI：癌栓内常检出血流信号，血栓内无明显血流信号。

5.超声造影：癌栓内常可见增强信号，血栓无明显增强信号。

（二）诊断要点

患者多为有恶性肿瘤病史的年轻人，患肢多无明显的临床症状或轻微肿胀，超声扫查静脉管腔内可见不规则实质性杂乱回声充填，与血栓有明显区别，生化指标D-二聚体一般在正常范围内。

【鉴别诊断】　下肢深静脉癌栓应与下肢深静脉血栓相鉴别。

1.首先考虑患者是否存在恶性骨肿瘤的病史。

2.注意栓子位置与肿瘤位置关系是否密切。

3.年龄因素：骨恶性肿瘤年轻人较为常见，老年人血栓发病率较高。

4.超声图像鉴别（见超声表现）。

5.实验室指标：D-二聚体是预测血栓的敏感

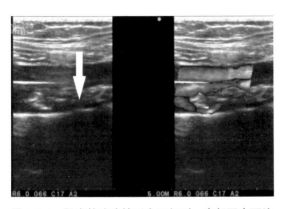

图4-7-1　股浅静脉癌栓形态不规则，内部回声不均

注：箭头所示为栓子

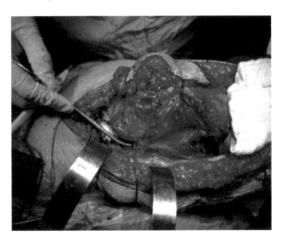

图4-7-3　术中肿块切除标本

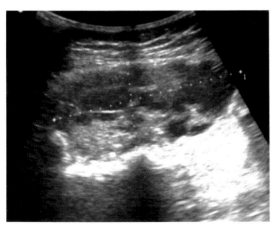

图4-7-2　股浅静脉旁软组织层可见与栓子回声相似的肿块

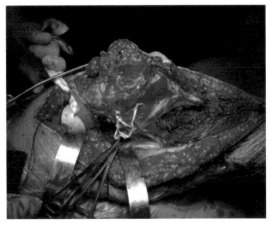

图4-7-4　术中股浅静脉内抽出的白色栓条（癌栓）

性指标（正常值＜0.6mg/L），癌栓D-二聚体增高较少见，血栓D-二聚体值明显增高。

【扫查时注意事项、要点和技巧】 同下肢深静脉血栓超声扫查时注意要点（详见第4章第一节）。

【报告书写要点与小结】 超声报告类似下肢深静脉血栓，注意描述癌栓发生部位、累及范围，注意周围软组织有无癌组织浸润。

超声描述：患侧深静脉内径增宽，管腔内液区不清，可见不规则混合回声充填，静脉压缩性差；彩色多普勒示：混合回声区可见血流充盈缺损。注意扫查病变静脉周围软组织层内是否存在混合回声肿块，边界模糊，形态不规则，如发现更加支持诊断。超声提示：病变静脉癌栓形成。

【治疗方案】

1. 外科手术　目前观点认为，未发生多处转移的癌栓应积极手术取栓。

2. 姑息治疗　对身体状态差、全身多发转移不适合手术的患者采用中药汤剂疗法，缓解患者疼痛和控制癌细胞的分裂。

CT、MR虽然同样可观察到栓子，但却不能对其定性，而诊断结果的差异会造成治疗方法的不当，在此方面超声检查具有明显的优势。对有恶性肿瘤史的患者出现静脉栓塞，除了考虑血栓形成的可能性外，也不要忽略瘤栓存在的可能，尤其是对于年轻患者来说。最后，恶性肿瘤患者并且处于化疗阶段，是栓子发生的高危因素，静脉血管彩超密切监测不可忽略。

（陈　曦）

主要参考文献

Eh SA，Chen YS，Perng DS.The role of radiotherapy in the treatment of hepatocellular carcinoma with portal vein tumor thrombus.J Radiat Res，2015，56：325-331.

Kasai Y，Hatano E，Seo S，et al.Hepatocellular Carcinoma with Bile Duct Tumor Thrombus：Surgical Outcomes and the Prognostic Impact of Concomitant Major Vascular Invasion.World J Surg，2015，39：1485-1493.

Moosavi B，Shabana WM，El-Khodary M.Intracellular lipid in clear cell renal cell carcinoma tumor thrombus and metastases detected by chemical shift（in and opposed phase）MRI：radiologic-pathologic correlation.Acta Radiol，2016，57（2）：241-248.

张建政，刘树清，胥少汀.骨科围手术期血栓栓塞病的预防、诊断及治疗.中华外科杂志，2006，44（8）：565-567.

唐杰，董宝玮.腹部和外周血管彩色多普勒诊断学.第2版.北京：人民卫生出版社，1999.

段志全，张强.实用血管外科.沈阳：辽宁科学技术出版社，1999.

徐智章，张爱宏.外周血管超声血流成像.北京：人民卫生出版社，2002.

张培华.临床血管外科.北京：科学出版社，2003.

第5章 血管损伤和动脉瘤超声诊断

第一节 周围血管损伤性疾病的超声诊断

周围血管损伤是外科急诊常见疾病，重要的血管损伤常常伴有大出血、休克及肢体缺血坏死。早期处理不当常可危及生命。

【病因和发病机制】 血管损伤的病因一般为外伤，可分为开放性损伤及闭合性损伤。开放性损伤可造成血管挫裂伤、血管部分断裂或完全断裂，闭合性损伤可造成血管受压、血管挫伤及血管完全断裂。

一些特殊的临床症状对血管损伤的诊断有一定帮助，例如伸直型肱骨髁上骨折由于近心端向前下移位，极易压迫或刺破肱动脉；腘动脉在分出胫前动脉后，穿过比目鱼肌腱向下走行，此处血管固定，胫骨上1/3骨折，可致胫后动脉损伤。

1.动脉痉挛 由于钝器暴力或子弹引起成腔效应，交感神经网受刺激而使血管平滑肌收缩，从而使某节段的血管长时间处于收缩状态。

2.动脉受压 动脉受到血管腔外组织挤压后，血管管腔变窄，而发生血流动力学改变。

3.动脉挫伤 多为钝性暴力所致，常见为骨折或关节脱位等加速—减速的剪切力伤造成，血管内膜、中膜对于过度伸展、牵拉、扭曲的耐力差致使内膜、中膜首先破裂造成动脉管壁的广泛血肿，断裂动脉内膜脱入管腔内形成血栓。

【病理解剖分型】

（1）完全断裂。

（2）部分断裂（可形成假性动脉瘤或动静脉瘘）。

（3）血管挫伤（壁内血肿、内膜破损及夹层、损伤性闭塞）。

（4）血管受压。

（5）血管痉挛。

【病理生理】 血管损伤可有纵形、横形或斜形的部分断裂，当动脉收缩时，裂口扩大，因破口不能自行闭合而发生大出血。因此，很多情况下部分断裂要比完全断裂的出血严重，即使出血暂时停止，也有再度出血的危险。动脉部分断裂后，可形成假性动脉瘤或动静脉瘘。

四肢主要血管完全性断裂，多有大出血，可伴休克症状。由于血管壁平滑肌和弹力组织的作用，能够使血管收缩、断端回缩并局部形成血栓，从而使完全断裂的血管出血减少或自行停止，有时在血管损伤周围可形成血肿。

【血管伤的并发症及防治】

1.休克 抗休克。

2.感染 抗感染。

3.继发出血 及时发现，及时止血。

4.筋膜间隙综合征 预防性切开。

5.再灌注损伤 及时发现，对症处理。

6.肢体坏死 截肢。

【临床表现】 大出血、休克、搏动性血肿、血管杂音、损伤部位以远端肢体发凉、搏动减弱或消失。

【超声表现】

1.动脉痉挛

（1）二维超声：显示血管形态结构无异常，内径变细，管壁正常或增厚（图5-1-1）。

（2）彩色多普勒：示血流正常或局部动脉内血流色彩明亮。

（3）频谱多普勒：血流加快，或为轻度湍流。

2.动脉受压

（1）二维超声：可显示血管受压的部位，管腔结构变形，内径变细。

（2）彩色多普勒：示血流形态不规则，血流束变细，受压处可出现五彩镶嵌血流或无血流信号。

（3）频谱多普勒：显示频带增宽，充填血流信号或远端无血流。

3.动脉挫伤

（1）二维超声：示动脉内膜粗糙，或部分内膜撕脱，表面可有血栓，或动脉壁间血肿形成，部分合并血栓形成致管腔闭塞（图5-1-2，图5-1-3），内膜撕脱严重者可形成动脉夹层。

（2）彩色多普勒：示局部管腔血流变细或闭塞段无血流。

（3）频谱多普勒：可表现为正常频谱形态或湍流。

4.动脉部分断裂

（1）二维超声：动脉管壁部分连续性中断，或可见缺损口，损伤周围形成假性动脉瘤或血肿，同时合并静脉损伤者可形成动静脉瘘。前、后壁同时破损则形成贯通伤，同样可合并假性动脉瘤或动静脉瘘（图5-1-4）。

（2）彩色多普勒：血流从破口处向外喷射，合并假性动脉瘤时，交通口处呈红蓝往返血流；合并动静脉瘘时，交通口处呈五彩血流，与瘘口相通的静脉处可录得局限性动脉样频谱。

（3）频谱多普勒：合并假性动脉瘤时，交通口处呈双期双向频谱；合并动静脉瘘时，交通口

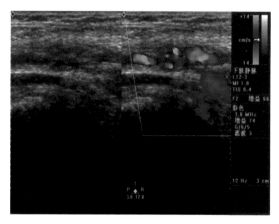

图5-1-1　股浅动脉分叉至股浅动脉起始处动脉管壁增厚模糊，为损伤性狭窄

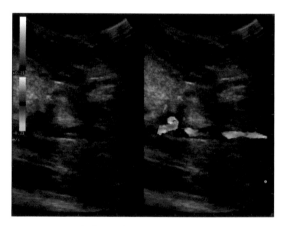

图5-1-2　胫前动脉挫伤伴血栓形成致局部管腔闭塞

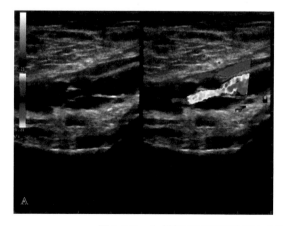

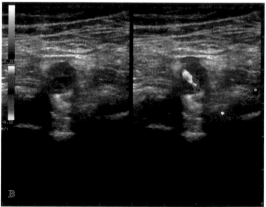

图5-1-3　A.纵切面示腘动脉壁内血肿形成；B.横断面示腘动脉壁内血肿

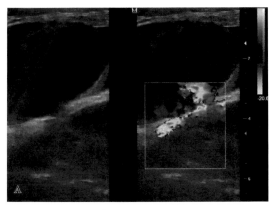
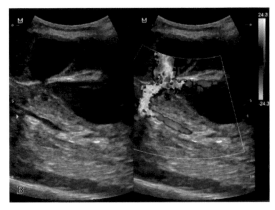

图5-1-4 A.示胫前动脉贯通伤，前后壁均可见缺损口；B.示前、后缺口两个假性动脉瘤形成

处呈单向全心动周期波动性湍流频谱，近端动脉频谱呈高速低阻型。

5.动脉完全断裂伤

（1）二维超声：血管壁连续中断，动脉走行失常，断裂远端管腔变窄或腔内为血栓；部分断端周围可形成血肿。

（2）彩色多普勒：断裂部分无血流，远端可有侧支供血（图5-1-5）。

【扫查时注意事项、要点和技巧】 外伤部位扫查要注意无菌观念，在没有严重出血的情况下尽量暴露受伤部位皮肤。外伤后软组织水肿，图像质量差，可结合低频探头进行扫查。

【报告书写要点与小结】 报告中要描述血管管壁的连续性，管壁结构是否清晰，彩色血流情况。如果实在无法探查，可探查远端及近端频谱，间接提示受伤部位血管的通畅情况。

由于血管损伤后，有很多情况为开放性损伤，患处通常会加压包扎以防止出血，这种情况下都会影响患区的探查，但血管损伤的早期发现、早期处理对患肢的血供改善有很大帮助，因此在出血不是很严重的情况下要尽量揭去敷料或包扎物全方位探查，必要时请主管医师协助检查。

注：本章节主要介绍比较特殊的血管损伤，

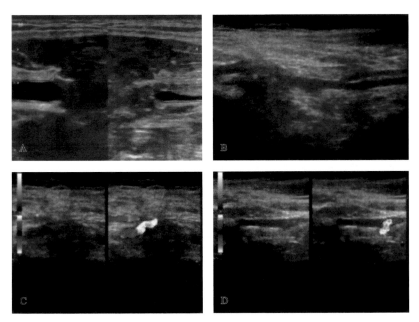

图5-1-5 A.股浅动脉近心段完全断裂，断端移位并离断；B.左侧锁骨下动脉完全断裂，断端错位，端间血肿形成，近端受压；C.彩色多普勒可见近端侧支形成；D.彩色多普勒示远端可见侧支供血

常见的血管损伤如假性动脉瘤和动静脉瘘作为单独的疾病在其他章节详细介绍。

【治疗方案】

1.介入治疗　对于假性动脉瘤可以选择超声引导下凝血酶注射治疗,此外,不宜行凝血酶注射治疗的假性动脉瘤、动静脉瘘等部分断裂的血管损伤及一些损伤性狭窄可行覆膜支架置入术。

2.手术治疗　主要针对完全断裂的血管,血管长度足够,可行断端血管吻合术(图5-1-6);如果血管有缺损,可行血管移植术(图5-1-7),

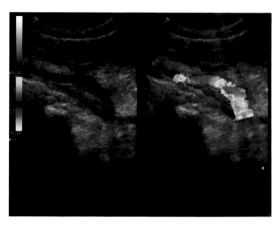

图5-1-7　腘动脉远段断裂自身大隐静脉移植修复术后

包括自身血管(主要为大隐静脉)移植及人工血管移植。

有些血管虽然没有完全断裂,但损伤血管周围有很大血肿,影响到患者组织或器官功能,可行血肿清除术。

(韩永峰)

主要参考文献

吴在德,吴肇汉.外科学.第6版.北京:人民卫生出版社,2003.

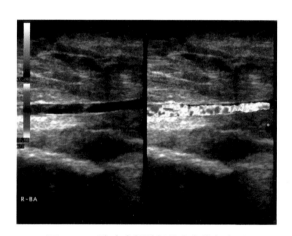

图5-1-6　肱动脉断裂断端吻合修复术后

第二节　动脉粥样硬化超声诊断

动脉粥样硬化(atherosclerosisi,AS)是老年人的常见病、高发病,多发生于50岁以上人群。高血压是导致动脉粥样硬化发生、发展的重要因子,常伴有高血糖、高血脂,动脉粥样硬化斑块脱落是导致心肌缺血、脑梗死等疾病的重要致病因素,约60%的脑梗死是由于上述原因所致。颈动脉的粥样硬化病变是全身动脉血管粥样硬化病变的窗口,通过对高危人群行颈部血管超声检查,可以早期发现动脉粥样硬化病变,并进行临床早期干预,可以降低脑血管疾病的发生率及致死率。

【病因和发病机制】

1.脂类代谢异常、平滑肌细胞增殖、炎症因子刺激。

2.高血压:高血压患者动脉粥样硬化发病率明显增高。

3.高脂血症:动脉粥样硬化常见于高胆固醇血症。

4.吸烟。

5.糖尿病。

6.肥胖。

【病理解剖】　动脉粥样硬化斑块的形成主要是由于致病因素导致类脂质沉积于动脉内-中膜,逐步发展形成斑块,导致血管管腔的狭窄。血管内-中膜遭到破坏,内皮细胞坏死,血小板及红细胞聚集,继而形成血栓。如血栓脱落,即形成栓子,随着血流入颅内、心血管等,导致脑梗死、心肌梗死等相应部位的缺血或梗死。

1.病变过程　动脉脂质沉积→内皮细胞破坏

→血小板、红细胞沉积→出血坏死→脱落、栓塞→缺血、坏死。

2.病变部位 颈动脉好发,颈动脉分叉部至颈内动脉起始部向上2cm处最为好发,左侧较右侧好发。最初发现斑块年龄在25～40岁。

3.病程进展 多发生在老年人,病变进展缓慢,颈动脉狭窄突然加重,与动脉内-中膜下出血、斑块内出血,附壁血栓形成有关,个别病例有夹层动脉瘤形成。

【病理生理】

1.动脉粥样硬化是累及全身循环系统血管从主动脉到小动脉内-中膜的疾病。其特征是动脉内-中膜斑块形成。每个斑块因沉积物不同其组成成分亦有区别。脂质是粥样硬化斑块的基本成分。

2.斑块内新生的血管破裂形成血肿,血肿使斑块进一步增厚,致管腔狭窄率增加,甚至完全闭塞,进而引发急性缺血或梗死。

3.斑块表面的纤维帽破裂,粥样物自裂口进入血流,斑块表面形成"火山口"样溃疡。进入血流的坏死物质和脂质可形成胆固醇栓子,引起栓塞,导致脑缺血。

【临床表现】 根据动脉粥样硬化受累器官不同、严重程度不同,可有不同临床表现,分为无症状和有症状两种。

1.无症状 如果受累器官缺血程度较轻,患者无明显临床表现,在常规检查中发现动脉粥样硬化斑块形成或轻度的狭窄。

2.有症状 动脉粥样硬化受累器官不同可出现不同的临床症状。冠状动脉粥样硬化者,若管径重度狭窄,可发生心绞痛、心肌梗死,甚至心脏性猝死。脑动脉硬化可引起脑缺血、脑萎缩。主要表现为短暂性脑缺血、短暂性脑卒中,重度狭窄患者颈动脉分叉处可闻及杂音,面动脉搏动增强。

3.高危人群 长期吸烟、高血压、糖尿病、高血脂。

【超声表现及诊断要点】

（一）超声表现

1.二维超声

（1）少量类脂质物质沉积于血管内-中膜,

表现为内-中膜不光滑,连续差,回声增强,局限性或普遍性增厚。内-中膜增厚,表面不光滑及扁平斑形成通常判断标准为（Veller et al., 1993）（图5-2-1）:

①内-中膜层增厚,厚度0.8～1.2mm（随年龄增长而逐渐增厚）。

②为局部增厚（即与周围内-中膜厚度有差别,比正常＞0.2mm）。

③增厚处回声略不均匀。

④内-中膜不光滑。

（2）突出性斑块形成:颈、椎动脉突出性斑块形成（图5-2-2）超声显像表现为颈动脉内壁向腔内明显的丘状突起回声,通常厚度≥1.2mm。

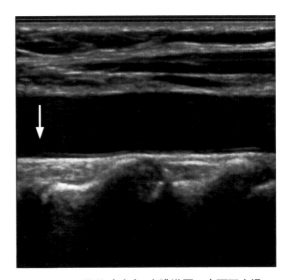

图5-2-1 颈总动脉内-中膜增厚,表面不光滑

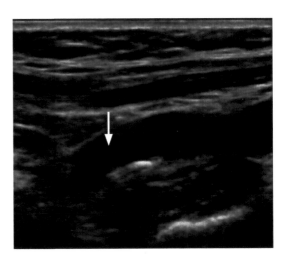

图5-2-2 颈动脉斑块形成

（3）动脉粥样硬化斑块的分类：斑块形态不规则，大小不一，由于斑块内组成物质不同，斑块的回声不同。

①根据斑块回声特征：强回声斑块、等回声斑块、低回声斑块、均质性斑块、非均质性斑块；低回声、非均质性斑块是危险性斑块。

②根据超声图像形态学特征

扁平型斑块：基底面大、表面光滑、相对稳定斑块（图5-2-3）。

溃疡型斑块：表面形似"火山口"样缺损区，粗糙易继发血栓（图5-2-4）。

不规则型斑块：凸入管腔较大，易受血流冲击脱落（图5-2-5）。

溃疡型、不规则型斑块是危险性斑块。

③根据超声回声性质进行分型（较常用）

软斑：斑块回声呈较暗淡的弱、低回声，分布较稀疏；少数患者斑块回声甚暗淡，易漏诊，需适当加大增益方能显示，多为形成不久的斑块（图5-2-6）。

硬斑：斑块呈密集的较强回声；多含有大小不一强回声光点及光团，后方可伴有声影；此类

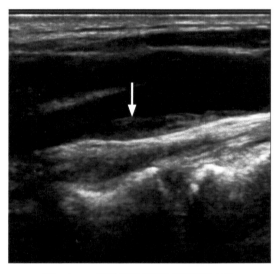

图5-2-5　颈总动脉窦部不规则型斑块

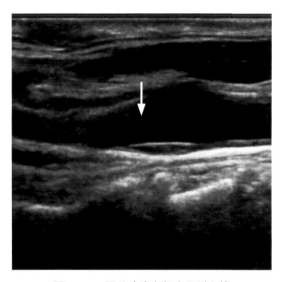

图5-2-3　颈总动脉窦部扁平型斑块

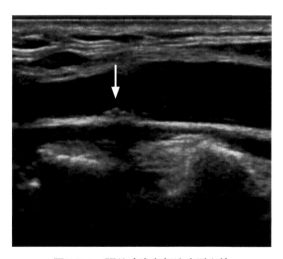

图5-2-4　颈总动脉窦部溃疡型斑块

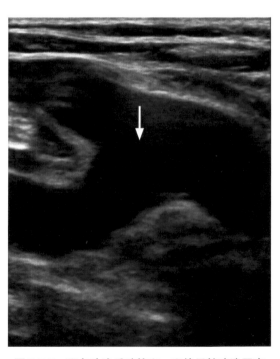

图5-2-6　无名动脉后壁软斑，斑块呈较暗淡回声

斑块形成时间多较长并曾可能有斑块内出血形成钙化灶（图5-2-7）。

混合斑：斑块呈回声不均匀的、强度不等的、形态极不规则的、范围较广；常发生斑块溃疡、斑块内出血及坏死；容易造成严重的狭窄和栓子脱落；危险性斑块（图5-2-8）。

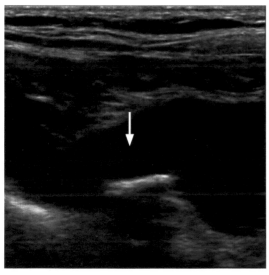

图5-2-7 箭头所示右侧锁骨下动脉起始处后壁硬斑，斑块呈较强回声，后方可伴有声影

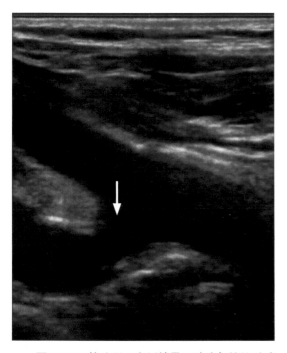

图5-2-8 箭头所示右侧锁骨下动脉起始处后壁混合斑，斑块呈不均匀回声

2.彩色及频谱多普勒

（1）正常动脉血管血流为层流，管腔充盈良好，整个管腔内均可见血流信号。正常颈内动脉频谱为双峰、低阻型；正常颈外动脉频谱为收缩期上升陡直下降快、舒张期流速低、高阻型；正常颈总动脉频谱介于两者之间（图5-2-9，图5-2-10）。

（2）轻度动脉硬化无斑块形成时，内-中膜增厚对血流充盈状况、血流频谱形态及血流速度无明显影响。动脉粥样硬化进一步发展，斑块形成突向管腔时，导致此处管腔血流充盈缺损，狭窄率≤50%时，血流速度在正常范围之内；狭窄率＞50%时，狭窄处的血流呈湍流，血流速度加

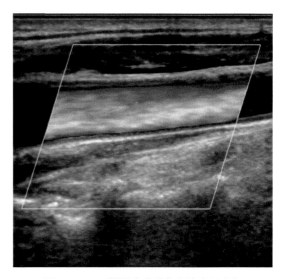

图5-2-9 正常颈动脉彩色血流充盈良好

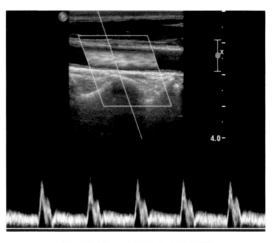

图5-2-10 正常颈总动脉频谱

快,远端动脉血流速度减低,频谱形态改变,呈单一方向形态,阻力减低(图5-2-11,图5-2-12,图5-2-13)。

(3)斑块导致管腔闭塞时,动脉血管的血流信号中断,检测不到血流频谱。通过彩色及频谱多普勒的表现可以发现二维不易观察到的低回声斑块(软斑块),也可以更准确地估算管腔狭窄率,判断管腔是否闭塞(图5-2-14)。

(二)诊断要点

患者常伴有高血脂、长期吸烟、高血压、糖尿病、冠心病等动脉粥样硬化危险因素;颈动脉

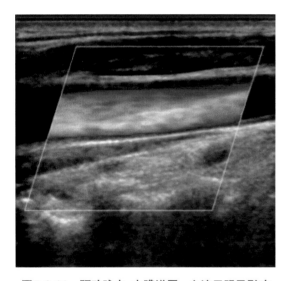

图5-2-11 颈动脉内-中膜增厚,血流无明显影响

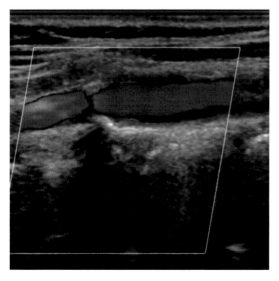

图5-2-12 斑块形成,致管腔 狭窄处血流呈湍流

斑块所致重度狭窄可导致脑缺血、脑萎缩,主要表现为短暂性脑缺血、短暂性脑卒中;颈部超声扫查动脉内-中膜欠光滑,内-中膜不均匀增厚,诊断标准0.8~1.2mm(局部增厚:与周围内-中膜厚度比>0.2mm);颈动脉内-中膜厚度≥1.2mm则诊断为粥样硬化斑块。

(三)颈动脉狭窄程度的判断

1.颈动脉造影评价 分4级。①轻度狭窄:内径减少<30%;②中度狭窄:内径

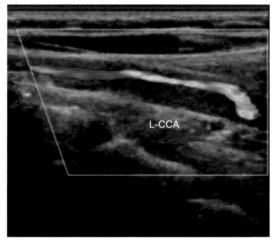

图5-2-13 颈动脉斑块形成致管腔狭窄,血流充盈缺损

注:L-CCA.左颈总动脉

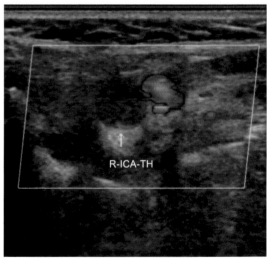

图5-2-14 颈内动脉斑块导致管腔闭塞腔内无血流信号

注:R-ICA-TH.右颈内动脉血栓

30% ～ 69%；③重度狭窄：内径70% ～ 99%；④完全闭塞。

2.超声评价

（1）超声形态学判定：分4级。①轻度狭窄：面积百分率＜50%；②中度狭窄：面积百分率50% ～ 69%；③重度狭窄：面积百分率70% ～ 99%；④完全闭塞。

（2）血流动力学判定（表5-2-1）。

表5-2-1　颈内动脉狭窄程度判定标准

狭窄程度	PSV（cm/s）	EDV（cm/s）	PSVICA/CCA	EDVICA/CCA
1%～39%	＜110	＜40	＜1.8	＜2.4
40%～60%	＜130	＜40	＜1.8	＜2.4
60%～70%	＞130	＞40	＞1.8	＞2.4
80%～99%	＞250	＞100	＞3.7	＞5.5

（Bluth EI，Stavros，AT，et al.1988）

（四）计算狭窄率公式

1.直径狭窄率在血管长轴测量，即：

$$直径狭窄率 = \frac{正常血管内径 - 狭窄处血管内径}{正常血管内径} \times 100\%$$

2.面积狭窄率在血管短轴测量，即：

$$面积狭窄率 = \frac{正常血管截内径 - 狭窄残留腔面积}{正常血管截面积} \times 100\%$$

【鉴别诊断】　常见疾病中应与多发性大动脉炎、动脉血栓相鉴别。

1.多发性大动脉炎好发于中青年女性，因血管壁慢性非特异性炎症导致动脉管壁呈局限性或普遍性增厚，呈均匀弱回声或中等回声；管壁薄厚不一，动脉僵硬，搏动减弱，但内-中膜表面无硬化斑块形成。

2.动脉血栓患者常有风湿性心脏病、糖尿病、手术及外伤史，管腔内可见暗淡的回声充填致管腔狭窄或闭塞，但管壁结构清晰无异常改变。动脉硬化多发生于老年患者，伴有高血压、糖尿病、高血脂病史，主要表现为动脉内-中膜增厚、动脉粥样硬化斑块形成。

【扫查时注意事项、要点和技巧】

1.一般选取7.0 ～ 15.0MHz频率的探头，选择相应血管调节。

2.由远及近，横切面加纵切面联合扫查。

3.左右两边对比检查。

4.注意彩色取样框的角度与位置在40° ～ 60°，取样容积随血管内径调节，不得小于其管径的1/2。

5.测量血管管径与流速位置一致。

【报告书写要点与小结】

1.双侧动脉内径、血流速度、颈内动脉及椎动脉阻力指数。

2.动脉内-中膜是否光滑，有无增厚，增厚的部位及厚度。

3.动脉管壁是否有斑块形成，斑块的位置、大小、性质，是否致管腔狭窄，估算狭窄率。

4.动脉频谱形态、血流速度有无异常改变。

【治疗方案】　动脉粥样硬化是老年人的多发病、常见病，随着人们生活状态的改善、运动的减少、饮食结构调整，动脉粥样硬化发病年龄逐渐年轻化。颈部血管是反映全身动脉血管的窗口，因此，无症状的高危人群、有症状的患者、颈部血管有杂音者、颈部血管病变介入或手术治疗评价预后的患者都应定期行颈部血管超声检查。

超声诊断结果直接关系患者治疗方案的选择：

1.颈动脉内-中膜增厚并粥样硬化斑块形成患者可服用他汀类药物治疗。

2.颈动脉斑块所致狭窄（＜50%）患者服用他汀类药物治疗。

3.颈动脉斑块所致狭窄（50% ～ 69%）无临床症状者，患者服用他汀类药物治疗；有临床症状者，患者行支架或内膜剥脱术。

4.颈动脉斑块所致狭窄（70% ～ 99%）无论有无症状，均行支架或内膜剥脱术。

5.颈动脉闭塞　单侧闭塞，药物治疗；双侧闭塞，行人工血管移植术。

超声检查通过对颈部血管检测，对评估脑梗死的风险、追踪治疗后动脉粥样硬化斑块进展和消退情况、手术治疗预后评价等都有不可取代的作用，因此，超声检查的无创性、安全性、高性价比，已经成为临床首选辅助检查项目。

（刘丽文）

主要参考文献

龚渭冰，徐颖.超声诊断学.第2版.北京：科学出版社，2007.

Veller MG, Fisher CM, Nicolaides AN, et al.Measurement of the ultrasonic intima-media complex thickness in normal subjects.J Vasc Surg, 1993，17（4）：719-725.

Bluth EI, Stavros, AT, Marich KW, et al.Carotid duplex sonography：a multicenter recommendation for standardized imaging and Doppler criteria. Radiographics, 1998, 8（3）：487-506.

李治安，勇强.血管疾病超声诊断图谱.北京：科学技术文献出版社，2004.

第三节　真性动脉瘤的超声诊断

真性动脉瘤（true aneurysm）是指由于动脉壁的病变或损伤，管壁变薄但未破裂，血管壁呈局限性或弥漫性扩张的病变，扩张段直径比相邻正常段增加50%以上者定义为动脉瘤，不到50%者称瘤样扩张，其要点是血管壁完整并未破损，瘤壁是变薄的动脉壁，故称真性动脉瘤。可发生在动脉系统的任何部位，临床以腹主动脉、脑动脉和颈动脉较为常见，发生后难以恢复。

真性动脉瘤实际发生率难以准确计算，因为有相当部分患者死于要害部位的动脉瘤突发破裂而未来得及进行详细检查；另有一部分存在动脉瘤未发病或未被检出也无法计算。有学者估计，一般人群中动脉瘤发病率在0.5%～1%。在美国，真性动脉瘤破裂是第14位致死原因。权威机构研究表明，超声筛查和指导干预可以使该病病死率减半。

真性动脉瘤常缺乏明显的临床症状，多以触及搏动性包块就诊或体检时偶然发现。病变不可逆，持续存在可能会发生管壁破损，存在潜在的危险性，定期超声检查评估进展并指导干预对动脉瘤诊治至关重要。

【病因和发病机制】

（一）常见病因

1.动脉粥样硬化　是真性动脉瘤最常见的病因，多发生在50岁以上的老年人，男性多见。常伴有高血压。

2.损伤　常由外伤累及动脉壁所致，年轻人多见，一般问诊时有明确外伤史。

3.感染　结核、梅毒、细菌性心内膜炎或脓毒血症时，病原体可侵袭动脉管壁，导致动脉壁受损、变薄形成动脉瘤。

4.免疫因素　非感染性动脉瘤多由免疫疾病引起，如多发性大动脉炎、白塞综合征等。

5.先天性因素　如Marfan综合征和Ehlers-Danlos综合征。目前认为是显性遗传疾病，动脉壁结缔组织发生异常、胶原纤维的走行不规则并发生断裂，导致血管瘤样扩张，最终可发展成夹层动脉瘤。

（二）发病机制

较大动脉和中型动脉壁由3层结构组成：内皮和多层弹性膜组成的内膜、大量弹性纤维结合胶原纤维平滑肌及硫酸软骨素基质组成的中膜（两者界限不清楚）、结缔组织构成的外膜（向周围的疏松结缔组织逐渐移行）。在上述病因作用下，内膜可出现脂类物质沉积和钙化，中膜结缔组织成分、排列发生异常，平滑肌减少，使血管壁硬度增大、管壁变得薄弱。在高血压甚至正常血压作用下，管腔逐渐扩张形成动脉瘤。

【病理解剖】　动脉中层囊性变性是导致较大血管动脉瘤最重要的原因，可表现为主动脉中层的平滑肌细胞坏死、弹性纤维变性及黏液样物质沉积。这种病理变化可使主动脉壁变薄、扭曲形成梭形动脉瘤，若发生在主动脉根部可引起主动脉瓣反流。大动脉瘤患者常合并高血压，可加重动脉壁病变程度，加速动脉瘤的形成。

典型组织学表现为动脉管腔膨大，动脉壁内膜变薄甚至消失，中膜弹性纤维断裂、弹性蛋白含量减少，中膜和外膜出现慢性炎症；可见B淋巴细胞和浆细胞浸润。如组织中含大量免疫球蛋白，则提示自身免疫性因素为主。当动脉瘤体内压力超过动脉壁的膨胀极限时，动脉瘤将破裂。对于较常见的腹主动脉瘤来说，瘤腔内易出现附壁血栓，血栓团块亦可发生机化和感染，血凝块脱落可引起远端动脉栓塞。

【病理生理】 动脉瘤血流动力学改变与瘤体大小、位置、入射血流方向均有关。血流进入动脉瘤立刻沿着瘤壁形成明显的涡流，并在局部瘤壁形成冲击域，一般情况下瘤颈、冲击域及流出道流速最快、剪切力最高，瘤体、瘤顶区域流速低、剪切力低。从流体力学角度分析，动脉瘤及载瘤动脉几何形态对瘤体内的流场有决定性影响。另外，一些针对颅内动脉瘤的研究显示瘤体长度与瘤颈宽度的比值（AR值）、载瘤血管扭曲程度对瘤内血流有显著影响，对瘤体破裂预判也可能存在提示作用。

病变动脉管壁僵硬、弹性减弱、搏动强度减低。瘤体较大内部涡流明显时远端动脉血流速度减低，可不同程度影响所在血管的血供。特别是对于腹主动脉，不仅病变血管的流速减低，其受累脏器分支也会明显受到影响。例如累及肠系膜上动脉时肠血供受到影响，可能出现进食后腹部隐痛、不适等肠道缺血症状（即肠系膜缺血征），累及肾动脉时可引起肾血流灌注减低最终可导致尿液异常甚至肾功能异常等。

【临床表现】 程度较轻者临床症状可不明显，主要表现为体表或腹腔触及搏动性肿块，可逐渐长大。局部有时可触及震颤，听诊可闻及收缩期杂音，为瘤体内血流形成涡流所致。动脉瘤压迫周围神经或破裂时出现剧烈疼痛、瘤腔内血栓或斑块脱落可导致远端动脉栓塞，发生肢体、脏器缺血或局部坏死等。颈总和颈内动脉瘤可影响颅内血供，出现头晕、头痛、眼花、复视、耳鸣及记忆力减退等症状，大脑中动脉瘤破裂可引起蛛网膜下腔出血、脑内出血、脑室出血或硬脑膜下腔出血等，引起昏迷、偏瘫甚至危及生命。

【超声表现及诊断要点】

（一）超声表现

1.二维超声 病变部位动脉段呈梭形或囊状局限性扩张，可单处或多发性扩张。发生在腹主动脉，管腔局部扩张膨出，则失去大血管逐渐变细的正常生理征象。瘤壁变薄，但仍为动脉壁的三层结构，连续性好，瘤体可见搏动。病变部位血管内径大于近心段或远心段正常动脉50%以上，即可确诊（图5-3-1）。

若原发疾病为动脉硬化，则病变段出现相应改变：内膜粗糙、增厚，出现强弱不等的斑块回声等。瘤体内还可出现附壁血栓回声，刚发生的新鲜血栓呈低回声，随时间回声渐增强（图5-3-2）。瘤体内涡流可出现血流自发显影的云雾状改变。

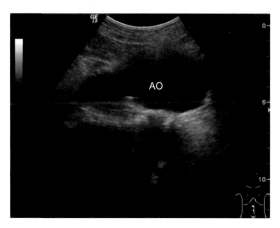

图5-3-1 真性腹主动脉瘤

注：AO.腹主动脉

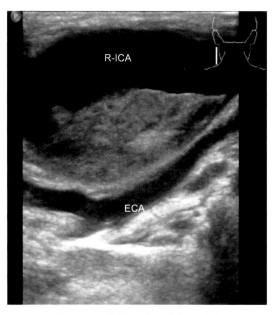

图5-3-2 真性动脉瘤伴血栓形成

注：R-ICA.右颈内动脉；ECA.颈外动脉

2.**彩色多普勒** 多数瘤体内为红蓝相间的涡流样改变。也可呈五彩镶嵌血流。瘤体内出现斑块或附壁血栓时有彩色血流信号充盈缺损。

3.**频谱多普勒** 病变段动脉流速可正常也可减低，发生在中小动脉时频谱形态可基本正常，发生在腹主动脉时可出现舒张期负向回弹波明显减弱或消失，瘤体内探及杂乱的涡流状态血流。

（二）诊断要点

周围动脉部位出现膨胀性搏动性肿块，伴有震颤和血管杂音及局部疼痛，是动脉瘤的临床诊断依据。患者常伴有常年高血压、动脉粥样硬化病史，真性动脉瘤是动脉局部或某一段动脉呈瘤样扩张，病变处内径与近端或远端动脉内径比值大于1.5，瘤体两端与动脉壁连续性好。

【鉴别诊断】

1.**外周动脉瘤** 应注意与假性动脉瘤和夹层动脉瘤相鉴别，特别是真性动脉瘤附壁血栓形成后，机化血栓可能会出现局部液化，易与夹层混淆，真正的夹层真假腔之间是内膜或内中膜，应注意观察。另外，膨大的瘤体还需注意腹主动脉瘤与腹膜后血肿、胰腺囊肿、腹膜后囊性占位、椎旁脓肿和腹膜后淋巴结相鉴别，具体可通过彩色多普勒成像判断肿块内血流性状来确定。

2.**真性内脏动脉瘤** 为腹主动脉分支产生，按照发生率高低分为脾动脉瘤（60.0%）、肝动脉瘤（20.0%）、肠系膜上动脉瘤（5.5%）、腹腔动脉瘤（4.0%），其他少见如肾动脉瘤、胃网膜动脉瘤等占10.5%。上述真性内脏动脉瘤应与假性动脉瘤、动静脉瘘、内脏周围囊性或囊实性肿块相鉴别。

3.**假性动脉瘤** 是由动脉壁损伤破裂导致，瘤壁非血管壁，而是周围增生的结缔组织或机化血栓，这种所谓的"瘤壁"弹性差，瘤颈较小，仅有一个口进出血液（收缩期流入，舒张期流出），彩色多普勒显示瘤颈血流为红蓝交替，频谱具有"双期双向"特点。

4.**动静脉瘘** 瘘口处动脉为高速低阻血流，与瘘口相连的静脉增宽，其频谱呈现动脉化。此为鉴别要点。

5.**内脏周围囊性或混合性肿块** 彩色多普勒可明确肿块内血流性质。动脉瘤为明显涡流，肿块仅可在实性部分内探及少许血供。

【扫查时注意事项、要点和技巧】

1.动脉瘤的测量：均以动脉外径作为动脉管径或动脉瘤直径，收缩期动脉最为膨大时测量。

2.不论瘤体形态如何不规则，甚至多段病变，应获取瘤体最大直径。动脉瘤常向一侧弯曲，测量最大径时应注意与瘤体垂直（图5-3-3）。

3.实时连续观察完整动脉段（从起始到移行血管），动脉瘤形状、位置等特征，扩张瘤体是否延至下一级血管。血管走行纡曲时注意连续扫查。

4.评估有无血栓时，应在纵、横切面交替互相印证以避免伪像。

【报告书写要点与小结】 应报告真性动脉瘤发生部位、瘤体大小、瘤体内血流状况。报告血栓时，准确描述血栓范围、回声强度（提示是陈旧性血栓还是新鲜血栓）及活动度。如为腹主动脉病变，需评价其分支血管是否受累，供血脏器功能是否受到影响。如系腔内修复术后，需报告支架位置、与管壁的贴合程度、支架内血流及是否存在内漏等信息。

真性动脉瘤指动脉的异常扩张，扩张段直径超出相邻段1/2以上但动脉壁保持完整。腹主

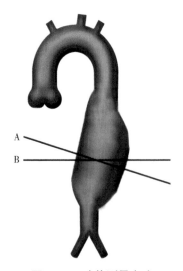

图5-3-3 瘤体测量方法

注：A.正确；B.有误差

动脉是真性动脉瘤好发的部位之一，动脉硬化为最常见原因，其病变不可逆，最大的风险是致命的瘤体破裂。相当一部分患者是体检时偶然发现，临床症状与瘤体大小和是否压迫周围组织密切相关。超声排查和随访监测是及时发现、干预真性动脉瘤的有力措施，具有重要的临床意义。

【治疗方案】　腹主动脉瘤腔内修复术是常用的手术方式，超声是术后首选的监测手段，可评估支架位置是否正常、与管壁的贴合程度等，彩色多普勒可显示支架内血流是否通畅（图5-3-4，图5-3-5），还可以观察到支架与瘤腔之间的内漏，表现为二者之间存在的异常血流束。

一些评价血管弹性的超声新技术亦可反映动脉壁病变程度，与正常段相比，病变血管僵硬度、脉搏波传导速度等增大，膨大指数、血管顺

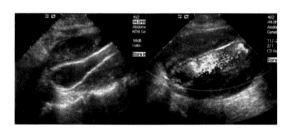

图5-3-4　真性腹主动脉瘤支架术后（支架内血流通畅）

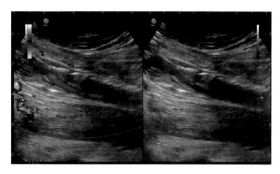

图5-3-5　真性动脉瘤支架术后血栓形成，血流充盈缺损

应性等指标明显降低。

（郑敏娟）

主要参考文献

（美）Zwiebel.W.J.血管超声经典教程.第6版.温朝阳，童一砂，译.北京：人民军医出版社，2015.

唐杰，温朝阳.腹部和外周血管彩色多普勒超声诊断学.第3版.北京：人民卫生出版社，2007.

任卫东，唐力.血管超声诊断基础与临床.北京：人民军医出版社，2005.

徐智章，张爱红.外周血管超声彩色血流成像.北京：人民卫生出版社，2002.

田家玮，任卫东.超声科主治医生400问.北京：中国协和医科大学出版社，2000.

陆恩祥，任卫东.血管超声诊断图谱.沈阳：辽宁科学技术出版社，1999.

第四节　假性动脉瘤的超声诊断

假性动脉瘤（pseudoaneurysm）是指动脉管壁破裂，血液从破口流出形成腔隙，周围被形成的血肿和邻近组织包裹形成瘤壁，血肿机化表面可有内皮细胞覆盖。多由外伤及医源性损伤所致。

医源性假性动脉瘤（iatrogenic pseudoaneurysm）占假性动脉瘤的53.0%～68.8%。文献报道介入术后发生率＜1%，多数在0.5%以下。由于瘤壁无动脉壁组织，故称为假性动脉瘤。一旦发生很难自愈，需及时治疗。

【病因和发病机制】　多数假性动脉瘤是血管损伤引起的，比如因枪弹伤、刺伤、医源性损伤等导致动脉壁全层破裂、出血；少数由周围组织感染侵蚀动脉壁所致，也有个别血液病出现自发性假性动脉瘤的报道。由于血管周围通常有结缔组织或其他组织包裹保护，在血管破裂时破口周围可形成腔隙和血肿，在高压力动脉血流的持续冲击下，血管破口与腔隙相通形成搏动性包块，血流在内形成涡流，形成假性动脉瘤。后期血肿机化形成外壁，腔隙内面可为动脉内膜细胞延伸覆盖。假性动脉瘤与真性动脉瘤的区别要点在于，它的瘤壁不像真性动脉瘤那样具有动脉血管

的外膜、中层弹性纤维和内膜3层结构。

目前多数心血管介入选择股动脉作为入路，股动脉成为医源性假性动脉瘤最好发部位（近50%），少数为桡动脉和肱动脉。动脉瘤的发生与介入操作相关的危险因素有：穿刺部位偏低、压迫止血不当、反复穿刺、抗凝药物的使用等。

【病理解剖】 在上述因素作用下动脉血管损伤，动脉壁完全破坏断裂，动脉血流出在组织腔隙形成血池，血流在组织间隙形成的瘤体内形成涡流，在动脉的高压力下往返于破口和瘤体之间，很难自行闭合。急性期瘤壁由新鲜血肿和周围结缔组织构成，亚急性期及慢性期瘤壁则为机化血栓与纤维组织。

【病理生理】 由于动脉压力较高，血流冲击使瘤体无法自行闭合甚至不断扩大。瘤体较大时其内缓慢的涡流又可形成血栓，血栓松动脱落可引起动脉远端栓塞。瘤体增大压迫邻近神经血管结构，患者疼痛明显，皮肤皮下组织出现淤青甚至坏死。载瘤动脉远端血供受不同程度影响。

【临床表现】 假性动脉瘤患者有明确的外伤史或介入治疗史，自发性破裂者可有血液病史。

临床表现主要取决于其部位、大小及发生速度。最常发生于股动脉，其次为髂动脉、桡动脉。主要表现为：

1.皮肤及皮下组织肿胀、淤青。

2.局部疼痛。

3.局部出现搏动性肿块，可触及收缩期震颤，听诊可发现收缩期杂音。压迫动脉近心端可使肿块缩小，紧张度降低，搏动停止，震颤与杂音消失。

4.患肢出现缺血无力及神经症状：瘤体较大时可有邻近神经受压损害和远端组织缺血症状。如瘤内有附壁血栓形成，有可能发生部分血栓脱落引起远端动脉栓塞而产生相应症状，也可因外伤或内在压力增加而继续破裂出血。

除根据病史、上述临床表现和临床体格检查多数可确诊，血管超声可进一步明确诊断，了解假性动脉瘤的部位、大小、数目、载瘤动脉及瘤内有无附壁血栓，可多次监测进展，并在超声引导下进行介入治疗。

【超声表现及诊断要点】

（一）超声表现

1.二维超声 囊状液性暗区或混合性回声区在动脉旁一侧，可随动脉略有搏动；囊壁无动脉壁结构，为动脉内膜或周围纤维组织构成，壁上可附着暗淡或等回声的血栓。瘤腔与一侧动脉壁之间有通道，通道口即为动脉破口（瘘管）。

2.彩色多普勒 破口处五彩射流束进入瘤内，瘤体内可见红蓝色相间的往返血流（图5-4-1～图5-4-4）。

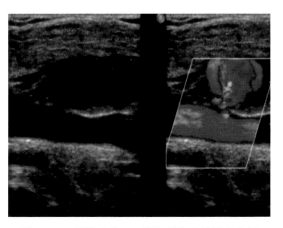

图5-4-1 假性动脉瘤二维及彩色多普勒声像图

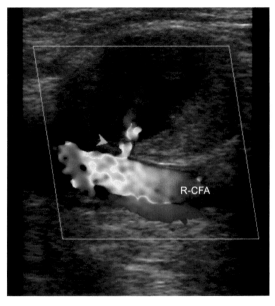

图5-4-2 右股动脉假性动脉瘤，瘤体内附壁血栓形成

注：R-CFA.右股总动脉

3.频谱多普勒 动脉与瘤体相通的破口处可探及高速双向湍流频谱，以收缩期为主（图5-4-5）。

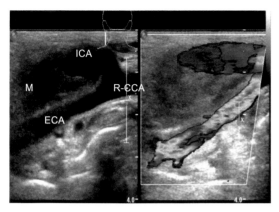

图5-4-3 右颈内动脉假性动脉瘤伴血栓形成

注：R-CCA.右颈总动脉；ICA.颈内动脉；ECA.颈外动脉；M.血栓

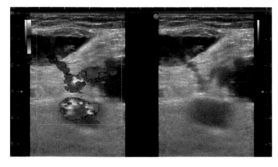

图5-4-4 股动脉假性动脉瘤（2个瘤体，2个瘘管）

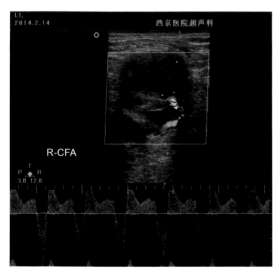

图5-4-5 假性动脉瘤破口血流（高速双向双期湍流频谱）

注：R-CFA.右股总动脉

（二）诊断要点

周围动脉部位出现膨胀性搏动性肿块，伴有震颤和血管杂音及局部疼痛，是动脉瘤的临床诊断依据。如在发病部位有创伤史，且在创伤后出现搏动性血肿，可确定为创伤性动脉瘤。超声多普勒检查时，在搏动性肿块部位出现局限性的动脉扩张畸形，内部出现红蓝相间涡流，瘤体与动脉干通过瘘口相连，瘘口处频谱为典型双期双向高速血流即可明确诊断。

【鉴别诊断】

1.与真性动脉瘤相鉴别 真性动脉瘤也可局部明显膨出、伴附壁血栓和内膜病变，但其动脉壁基本结构尚完整，管壁变薄但未发生破裂，血栓仍局限在管壁之内。

2.与血肿相鉴别 动脉周围组织小血管破裂形成的血肿，有时与假性动脉瘤非常相似，仍需多切面仔细观察动脉壁的完整性，周围组织血肿可能压迫动脉，但动脉管壁结构仍完整存在。

【扫查时注意事项、要点和技巧】

1.仔细观察动脉与周围组织的关系，重点多切面观察动脉壁的完整性。

2.重点观察瘤颈部的长度与宽度，在压迫修复或凝血酶治疗时此信息非常重要。

3.观察腹主动脉及其分支时注意探头缓慢施压以避开肠管气体干扰。

【报告书写要点与小结】

1.描述瘤体发生部位、瘤体大小、内部情况（有无血栓）。

2.周围软组织有无异常回声。

3.提供瘤颈部大小、血流性质及速度等信息，影响到介入治疗的成功率。

假性动脉瘤为动脉壁破裂，血流至血管外的组织间隙形成空腔，其内血液流动，与动脉破口相通，表现为有压痛的搏动性包块，常伴局部压迫、疼痛等症状。其中最常见的是医源性假性动脉瘤，是心导管介入性操作后的血管并发症。不及时处理可能会出现血管破裂、血栓栓塞、压迫周围神经组织、皮肤和皮下组织坏死和显著缺血等不良后果。血管超声可见假性动脉瘤经通道与动脉相连，彩色多普勒可见其特征性的血流往返。

血管超声能及时、准确地诊断，协助选择治疗方案，并可在超声的引导下安全地处理医源性假性动脉瘤，在假性动脉瘤的临床诊疗中起到重要作用。

【治疗方案】 假性动脉瘤是心血管病介入治疗中常见并发症之一，自愈者很少，传统的治疗方法是手术，包括载瘤动脉结扎、动脉瘤切除端端吻合及血管移植、动脉瘤囊内血管修补等。血管内介入治疗可选择弹簧圈或支架封堵。血管超声因具备无创、便捷的优势，在假性动脉瘤的介入治疗方面也大有作为。

（一）超声引导下压迫修复

此法为1991年Fellmeth首次报道，后被广泛应用。

1. 具体方法　血管超声识别假性动脉瘤的颈部，将探头置于其上方，在超声监测下压迫直至其压闭或无血流通过，同时保持股动脉通畅（图5-4-6，图5-4-7）。一般要求持续压迫20～30min缓慢减压，再应用弹性绷带包扎12～24h。此法适合的瘤体直径通常小于2cm。

2. 主要影响因素　瘘口的位置和大小、颈部异常通道的长短、抗凝药物和抗血小板药物的使用及病程长短。

（二）超声引导下注射凝血酶

Liau等1997年开始在超声引导下经皮注射凝血酶治疗股动脉假性动脉瘤，目前已广泛开展。此法适合直径3cm以上的瘤体（图5-4-8）。

1. 具体方法　血管超声确定假性动脉瘤位置、大小、颈部宽度及长度，超声监测下从低剂量（0.2ml）开始注入凝血酶，针尖尽量远离瘤颈，停留于瘤腔边缘注射，即刻可观察到凝血过

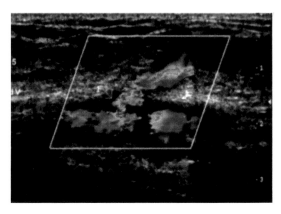

图5-4-6　股动脉假性动脉瘤压迫前

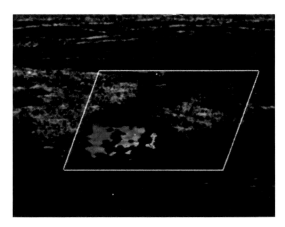

图5-4-7　股动脉假性动脉瘤压迫后，瘘口闭合

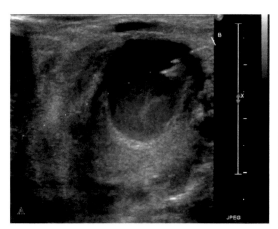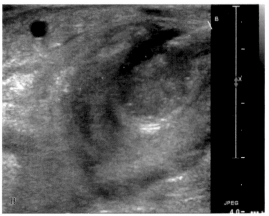

图5-4-8　注射凝血酶治疗假性动脉瘤

注：A.注射前；B.注射后即刻血栓形成瘤腔闭合

程开始至瘤腔内和瘤颈部的彩色血流信号消失。

2.主要影响因素　凝血酶浓度及剂量、瘤体形态构成（颈部较宽或假腔形态复杂）、凝血状态。

（刘丽文　郑敏娟）

主要参考文献

Zwiebel.W.J.血管超声经典教程.第6版.温朝阳，童一砂，译.北京：人民军医出版社，2015.

唐杰，温朝阳.腹部和外周血管彩色多普勒超声诊断学.第3版.北京：人民卫生出版社，2007.

任卫东，唐力.血管超声诊断基础与临床.北京：人民军医出版社，2005.

徐智章，张爱红.外周血管超声彩色血流成像.北京：人民卫生出版社，2002.

田家玮，任卫东.超声科主治医生400问.北京：中国协和医科大学出版社，2000.

陆恩祥，任卫东.血管超声诊断图谱.沈阳：辽宁科学技术出版社，1999.

第五节　夹层动脉瘤的超声诊断

夹层动脉瘤（dissecting aneurysm）指动脉内膜受损撕脱，血流经撕脱内膜破口进入管壁间，管壁分离形成真、假两腔的一种病理状态（假腔经破口与真腔相通），是动脉瘤的一种特殊类型。动脉发生夹层可导致动脉有效血流锐减或血管破裂，是一种起病急骤、发展迅速的危急重症，男性好发［男女发生率之比为（2～5）:1］。按发病时间可分为急性和慢性夹层动脉瘤。发病在2周内的称为急性夹层动脉瘤，无急性病史或发病超过2周的属于慢性夹层动脉瘤。如不治疗，80%的急性期患者约在2周内死亡。

夹层动脉瘤好发于主动脉及大分支，少数发生于颈动脉等外周血管。

【病因和发病机制】　主动脉夹层动脉瘤是一种致命性疾病，它的发生与多种因素有关。

1.高血压　是主动脉夹层的一个重要发病因素。夹层患者约70%有高血压病史，病变发生在动脉远端者更容易合并高血压。主动脉壁在高动力血压的长期作用下，管壁张力始终处于紧张状态，易发生损害。病理发现相当一部分患者存在囊性中层组织坏死，虽然高血压并不是导致囊性中层坏死的原因，却可以促进其发展恶化。而临床与动物实验结果均表明，与动脉夹层内膜撕裂密切相关的因素是血压波动的幅度，并非血压的高度。

2.动脉粥样硬化　内膜破损，动脉中层存在病变，在血流冲击作用下内膜撕脱。

3.结缔组织遗传性疾病　某些遗传性疾病可引起动脉血管的结缔组织结构破坏，导致发生主动脉夹层的倾向性，其中马方综合征（Marfan syndrome）最为常见，主要病变是主动脉中层囊性坏死，其他一些遗传性疾病如特纳综合征（Turner syndrome）、埃-当综合征（Ehlers-Danlos syndrome），也存在类似动脉病变，发生主动脉夹层的概率也比较大。

4.心脏先天性发育异常　如主动脉缩窄、主动脉二瓣化时有可能发生主动脉夹层。

5.内分泌及代谢性因素　妊娠、外伤应激状态、服用某些药物也可能是夹层动脉瘤的诱发因素，原因尚不明确，可能与内分泌激素水平变化有关，最终导致主动脉结构发生改变。

【病理解剖】　除了外伤，夹层动脉瘤的病理基础都是主动脉中层的薄弱和平滑肌的改变，表现为中层囊性坏死、弹性纤维和平滑肌断裂，发生纤维化和玻璃样变性。由于动脉中层病变导致管壁薄弱、管腔扩大，内膜与中层之间的附着力减低，在内、外因素共同作用下导致内膜撕裂，血液进入内膜与中层之间，并使内膜继续剥脱，向周围不断扩展，特别是沿长轴的动脉壁急性剥离，形成夹层动脉瘤。在夹层动脉瘤的远端往往也有破裂口，使动脉壁夹层内的血液流出，这样就形成了动脉的假腔。

正常情况下成人主动脉壁的耐压能力较高，可承受压力达到66.7kPa（500mmHg）的极限时才会破损。因此，发生内膜撕脱的先决条件是动脉壁存在病变，尤其是主动脉中层的缺陷。病理研究表明，年轻人主动脉中层病变主要是弹性纤维减少，年长者主动脉中层病变主要是肌纤维的退行性变。合并存在动脉粥样硬化者更易促使主动脉夹层的发生。临床上还有一种特殊情况，主动脉内膜剥离，但不存在裂口，假腔内有血肿形成，应称为主动脉壁内血肿，是由于主动脉中层退行性变，病灶内滋养血管的破裂引起壁内出血所致。

（一）主动脉夹层分型

临床常用以下两种分型方法（图5-5-1）。

1.De Bakey分型

（1）Ⅰ型：主动脉夹层内膜裂口在升主动脉，夹层累及范围自升主动脉到降主动脉甚至腹主动脉（图5-5-2）。

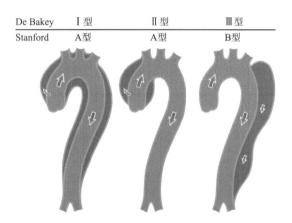

图5-5-1　主动脉夹层分型

［摘自欧洲心脏学会《2014版主动脉疾病诊治指南》European Heart Journal（2014）35，2873-2926）］

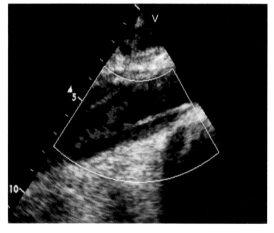

图5-5-2　主动脉夹层动脉瘤

注：Ⅰ型，自升主动脉到降主动脉均受累

（2）Ⅱ型：主动脉夹层内膜裂口在升主动脉且夹层累及范围限于升主动脉（图5-5-3）。

（3）Ⅲ型：主动脉夹层内膜裂口在降主动脉，夹层累及降主动脉，向下未累及腹主动脉者为ⅢA型，累及腹主动脉者为ⅢB型（图5-5-4）。

2.Stanford分型

（1）Stanford A型：相当于DeBakeyⅠ型和DeBakeyⅡ型。

（2）Stanford B型：相当于DeBakeyⅢ型。

（二）分期

主动脉夹层的分期是以14d（2周）为界；发

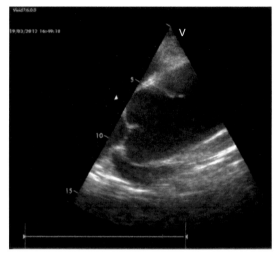

图5-5-3　主动脉夹层动脉瘤

注：Ⅱ型，范围限于升主动脉

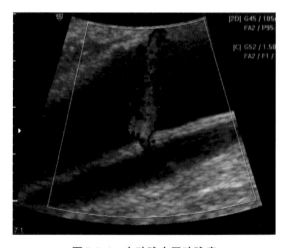

图5-5-4　主动脉夹层动脉瘤

注：Ⅲ型，范围限于降主动脉或腹主动脉

生夹层14d以内为急性期，超过14d为慢性期；但也有学者（DeBakey等）建议根据主动脉壁结构炎症程度，将慢性期2周到2个月定义为亚急性期。这种分类的原因是14d以内主动脉夹层的并发症发生率，尤其破裂可能性远高于14d以外的夹层。

（三）病理学特点

1.大体解剖　在急性夹层动脉瘤中，夹层的内、外壁组织水肿、变性，夹层中可见血栓及血液。大体解剖可见肿胀的主动脉壁呈青蓝色，外壁薄弱处有血液渗出。需要注意的是：大多数急性主动脉夹层的主动脉扩张并不明显，而慢性夹层动脉瘤直径是明显扩大的，其动脉外壁可见"洋葱状"板层结构。

主动脉夹层可以沿主动脉顺行撕裂，也可逆行撕裂，还可以同时向两个方向撕裂。相对血压值的高低而言，血压波动幅度对夹层的发生影响更大。Stanford B型夹层不易发生逆行撕裂，发生逆行撕裂波及主动脉弓的概率仅为10%～15%。顺行撕裂通常呈螺旋状，且很少局限于降主动脉上部。主动脉夹层向腔外破裂的部位与腔内内膜原发性撕裂的位置密切相关。除血管破裂外，心包积液（血）、心脏压塞也是主动脉夹层的致死原因。

2.组织学检查　主动脉夹层组织病理学上最重要的病变是中膜的退行性变化。急性期，主动脉壁表现为严重的炎症反应；慢性期，可观察到新生的血管内皮细胞覆盖于夹层腔内层表面。

（1）典型夹层的病理改变是：弹性纤维断裂、囊性中层退行性变、中层坏死等，但这些病理改变并不是动脉夹层所特有的，动脉硬化等其他主动脉疾病也可以存在。

（2）中层弹性纤维断裂程度比外层严重。

（3）慢性主动脉夹层管壁撕裂区周围可观察到新生毛细血管，并出现红细胞外渗现象。

【病理生理】　夹层内膜向远端剥离可累及头臂动脉、肋间动脉、腹腔动脉、肠系膜上动脉、肾动脉供血障碍，从而出现相应脏器或脊髓的功能失常症状，如偏瘫、昏迷、截瘫，甚至危及生命。有报道个别病例剥离的内膜堵塞于髂动脉或股动脉，导致急性下肢供血障碍，出现下肢

缺血坏死。夹层发生后继续向近心端剥离，则可影响主动脉瓣功能和冠状动脉血流。夹层剥离累及主动脉瓣环（多为无冠瓣或右、无冠瓣交界）或夹层血栓压迫瓣环，可导致瓣叶脱垂引起关闭不全。内膜剥离严重时可将冠状动脉从根部撕脱或剥脱内膜漂移至冠状动脉口，阻断冠状动脉血流，出现急性心肌梗死或猝死。

【临床表现】　夹层好发于秋冬季，好发年龄为50～70岁，男性发病率高于女性。起病急剧，临床出现突发剧烈疼痛、休克和相应主动脉分支受累时出现的脏器缺血症状。急性期（2周内）死亡原因除了大血管突然破裂，相当一部分患者死于心脏压塞、心律失常等心脏合并症。

1.疼痛　是夹层特征性、最突出的临床症状，患者有突发、持续的剧烈疼痛，不像心肌梗死的疼痛是逐渐加重，且程度不及夹层剧烈。疼痛部位可提示撕裂口的大致部位，如前胸痛提示90%可能性是升主动脉夹层，痛感最强区域位于颈、喉、颌或面部等也提示升主动脉夹层可能；在肩胛、背、腹部或下肢则提示90%以上可能性在降主动脉。但因痛感个体差别较大，极少数患者仅诉胸痛胸闷，或是升主动脉夹层的外破口破入心包腔而出现心脏压塞症状，诊断时易忽略主动脉夹层的存在，应引起警惕。

2.休克、虚脱与血压变化　有30%～50%的患者有苍白、大汗、皮肤湿冷、气促、脉速、脉弱或消失等表现。需注意的是，血压下降程度与症状严重程度并不平行。低血压多数是心脏压塞或急性重度主动脉瓣关闭不全所致。严重的休克仅见于夹层破入胸膜腔大量内出血时，部分患者可因剧痛导致应激性血压升高。如患者两侧肢体血压及脉搏明显不对称，需警惕有夹层。

3.其他系统损害　夹层血肿的扩展可压迫邻近组织或波及主动脉大分支，从而出现不同的症状与体征，致使临床表现错综复杂，如可出现神经症状甚至脑梗死，应引起高度重视与警觉。另有少数夹层患者以截瘫为首发症状。脊髓的血液供应主要有3个来源：由椎动脉发出的脊髓前动脉、脊髓后动脉及肋间动脉和腰动脉发出的脊髓支共同支配，脊髓对缺血的耐受性比较差，可出

现以急性截瘫为首发表现的临床症状。

【超声表现及诊断要点】

（一）超声表现

1.二维超声　纵切面动脉内可见撕脱的线状内膜漂于管腔内，将管腔分为真、假两腔，假腔可宽于或窄于真腔，收缩期内膜向假腔方向摆动；横断面亦可见剥脱的内膜将动脉分为两腔，如仔细扫查可见内膜中断，即为破口（破口常多发）。

2.彩色多普勒　真腔血流正常或变窄，假腔内血流常不规则，血流色彩暗淡或因腔内血栓形成而不显示血流（图5-5-5～图5-5-7）。多切面观察可发现破口处的彩色湍流束。

3.频谱多普勒　真腔血流频谱为规律脉冲波，假腔内血流频谱呈低速紊乱频谱，方向不一、杂乱无章（图5-5-8）。

（二）诊断要点

患者常伴有高血压、动脉粥样硬化病史，起病急剧，临床出现突发剧烈疼痛，超声检查动脉增宽，腔内有带状撕裂内膜回声，彩色多普勒检查：真、假腔内有彩色血流显示，假腔流速低，颜色暗淡。

超声对真、假腔的识别：①动脉横断面两腔的形态不同，真腔压力大，横断面多呈近圆形或椭圆形，假腔为低压腔，呈新月形；②内膜运动方向：收缩期撕脱内膜朝向假腔运动，舒张期撕脱内膜朝向真腔运动；③CDFI血流色彩亮度：真腔内因流速快而颜色鲜亮，假腔则颜色暗淡；④频谱形态：真腔内血流为规律脉冲，假腔内血流为紊乱频谱，方向杂乱不一；⑤血流状态：有血流淤滞或附壁血栓形成的则是假腔。

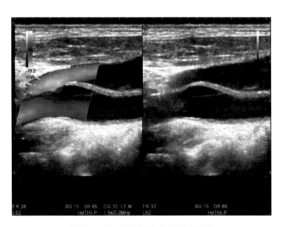

图5-5-5　颈动脉夹层动脉瘤

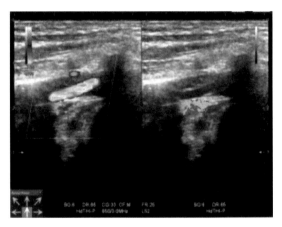

图5-5-7　椎动脉夹层伴假腔内血栓形成

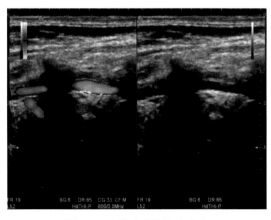

图5-5-6　椎动脉夹层动脉瘤

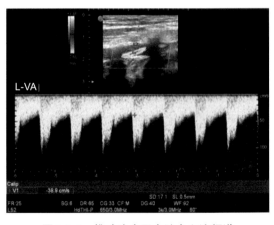

图5-5-8　椎动脉夹层真腔内血流频谱

注：形态整齐，规律脉冲波。L-VA.左侧椎动脉

【鉴别诊断】 超声诊断时应注意与以下疾病相鉴别。

1.真性动脉瘤　真性动脉瘤各层完好，无缺损，只是向外扩张。夹层动脉瘤内膜及中层有破口。

2.大动脉炎　主要为动脉全层炎性改变，以管壁增厚及管腔狭窄为主。较少发生动脉瘤样扩张改变，多以实际管腔变窄为主。另外女性好发等临床表现也可资鉴别。

3.动脉周围肿瘤侵犯　为原发性或转移性肿瘤与动脉周围形成瘤样组织，压迫或者破坏动脉壁，仔细扫查应能明确发现原发灶包块图像，如需进一步确诊可行CT造影鉴别。

4.心肌梗死　夹层的胸痛常被先考虑为急性心肌梗死，心脏超声检查则室壁运动多为正常，可有少量心包积液；真正的心肌梗死则存在室壁回声和运动的异常。临床症状要点也可协助鉴别：心肌梗死时胸痛开始不甚剧烈，逐渐加重，或减轻后再加剧，不向胸部以下放射，药物可缓解，伴心电图特征性变化，若有休克症状则血压常低，也不会引起两侧脉搏不等。

【扫查时注意事项、要点和技巧】

1.主动脉夹层患者常体位受限，声窗不理想，夹层患者行超声检查时，应按照一定顺序对主动脉进行较全面的检查，提高诊断正确率，避免漏诊。

（1）胸骨左缘左心室长轴切面检查时注意左心房后方的胸降主动脉横断面，探头旋转90°即可观察降主动脉长轴。同时结合大动脉短轴切面。

（2）胸骨上窝长轴切面，可观察升主动脉、主动脉弓、部分降主动脉。

（3）腹主动脉扫查，同时观察其主要分支情况，直至髂总动脉分叉处。通过以上多个切面扫查，可以比较完整地观察主动脉的结构，显示主动脉内径、撕裂内膜的线状回声。

2.彩色多普勒可以显示真、假腔内血流的流体特点，协助查找破裂口。但超声检查多在急诊状态下进行，声窗条件、患者体位及检查环境可能使操作受限，图像质量欠佳，尤其是影响胸降主动脉的显示，超声对破口的检出率也受影响。

3.如患者情况许可（如病情相对稳定，处于慢性期），可考虑采用经食管超声检查，可提高超声心动图对主动脉夹层的诊断价值，但需指出的是：升主动脉近弓部因受气管内气体干扰，经食管超声检查成像质量不佳。因此应将经食管超声与经胸两者结合起来，根据实际情况选择适当方案。

4.能否全面地检查主动脉与检查者的经验有很大关系。受肠道气体干扰、患者肥胖等因素影响，对腹主动脉分支的观察往往不够理想，可试从侧腹缓慢施压推开肠道气体有利于显示主动脉。

【报告书写要点与小结】

1.应报告夹层的具体部位、病变血管名称、累及的范围大小。必要时可画图标示。

2.描述真、假腔的大小，是否观察到破口。

3.应仔细检查主动脉分支（如腹腔干、肠系膜上动脉、肾动脉等），如有受累则影响手术方式选择，报告中应及时反映上述状况。

主动脉夹层动脉瘤是主动脉腔内的血液通过内膜破口进入主动脉壁中层形成夹层，并沿主动脉壁延伸剥离的危重心血管急症。临床出现急性剧烈胸痛、血压升高、突发主动脉瓣关闭不全、两侧脉搏不等或腹部触及搏动性包块应考虑此症的可能。发生率最高的年龄段是50～60岁。年龄＜40岁的主动脉夹层患者多为马方综合征，年龄大的主动脉夹层患者80%合并有高血压。对急性剧烈胸背、腹痛、临床怀疑主动脉夹层动脉瘤者，应及时行超声检查。超声可显示真、假腔结构及分支血管受累情况，快速明确诊断、准确评估病情。虽然超声对夹层的诊断准确率不及CT血管造影，但实时便捷，是临床初筛、急诊、疗效评估和随访的首选检查方法。

【治疗方案】 临床对A型主动脉夹层动脉瘤的患者主要采用手术治疗、人工血管替换如Bentall术等；对B型主动脉夹层动脉瘤患者主要采取血管内导管介入治疗，如带膜支架封闭夹层破口等。

超声技术以方便、快捷、无创等优势在夹层动脉瘤诊断中发挥了重要作用，为临床治疗提供了所需测量参数。

（1）经胸超声心动图（TTE）：可较清楚地显示升主动脉，对A型夹层有肯定价值；受声窗限制及肺气遮挡，显示降主动脉及胸主动脉较差；其诊断敏感性仅为59%～85%，特异性为77%。

（2）食管超声心动图（TEE）：目前认为TEE能清楚显示降主动脉破口位置及范围，为心血管外科提供有价值的信息，对评估主动脉夹层是一项成功率高的诊断技术。其诊断主动脉夹层的敏感性达到98%～99%，特异性达77%～97%。

（3）血管内超声是最近发展的一项新技术，可以确定病变主动脉的解剖细节和夹层分离的范围。

（郑敏娟）

主要参考文献

Raimund Erbel, et al, 2014 ESC Guidelines on the diagnosis and treatment of aortic diseases, European Heart Journal, 2014（35）：2873-2926.

Zwiebel.W.J.血管超声经典教程.第6版.温朝阳，童一砂，译.北京：人民军医出版社，2015.

唐杰，温朝阳.腹部和外周血管彩色多普勒超声诊断学. 第3版. 北京：人民卫生出版社，2007.

王金锐，勇强.实用血管疾病超声诊断学.北京：科学技术文献出版社，2010.

任卫东，唐力.血管超声诊断基础与临床.北京：人民军医出版社，2005.

徐智章，张爱红.外周血管超声彩色血流成像.北京：人民卫生出版社，2002.

田家玮，任卫东.超声科主治医生400问.北京：中国协和医科大学出版社，2000.

陆恩祥，任卫东.血管超声诊断图谱.沈阳：辽宁科学技术出版社，1999.

第六节　动静脉瘘超声诊断

相邻的动、静脉之间先天性或后天性形成不正常的孔道，血液直接经过该孔道由动脉流入伴行静脉内，称动静脉瘘，引起局部、其周围和全身循环血流动力学变化。

【病因和病理生理】 分为先天性和后天性动静脉瘘。胚胎发育阶段血管发育异常，形成动、静脉交通畸形，即为先天性动静脉瘘。外伤、手术、穿刺等刺破血管，引起相邻动、静脉同时损伤；邻近组织出血，血肿，机化后形成动静脉瘘囊壁，动静脉直接相通，即后天性动静脉瘘。动静脉瘘可发生在任何部位。动静脉瘘造成血流短路循环，近端静脉血流显著增加，有搏动，静脉压增高致静脉扩张、组织水肿，动静脉瘘近端动脉扩张压力升高，远端动脉压力降低，周围组织供血减少，苍白、搏动减弱或形成经久不愈的溃疡。严重者大量动脉血分流到静脉系统，心排血量大大增加，可导致充血性心力衰竭。

【解剖分型】 先天性动静脉瘘常累及较多的血管，瘘口呈多发性，Vollmar将其分为3型（图5-6-1）；后天性动静脉瘘在大、中、小动、静脉之间均可发生，瘘口一般为单发。

后天性动静脉瘘多数发生于四肢，1/2～2/3在下肢，其次是颈总动、静脉和锁骨下动、静脉等。后天性动静脉瘘可分为下列4种基本类型（图5-6-2）。

1.洞口型 即受累动、静脉紧密粘连，通过瘘而直接交通。

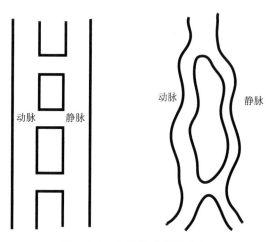

图5-6-1　先天性动静脉瘘瘘口

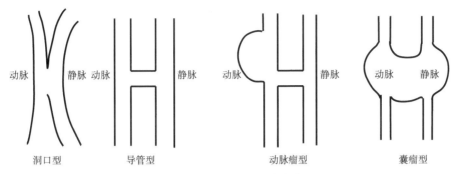

图5-6-2 后天性动静脉瘘瘘口

2.导管型 动、静脉之间形成一条管道，一般约0.5cm长。

3.动脉瘤型 除动静脉之间有管道交通外，受累动脉呈流样扩张改变。

4.囊瘤型 即在瘘口部位伴有外伤性动脉瘤。

【临床表现】

1.瘘区有持续的隆隆样杂音和收缩期震颤。

2.心脏扩大，脉率加快及心力衰竭表现。

3.动静脉瘘部位表面皮温升高，其远端部位皮温正常或略低于正常。

4.瘘口附近或远端的浅表静脉曲张，足趾或手指常发生溃疡。

5.肢体远端缺血表现。

【超声表现及诊断要点】

（一）超声表现

1.二维超声

（1）逐渐增大的肿块，有搏动，扫查可见动、静脉间出现瘘管通道。

（2）动静脉瘘近心端动脉两壁平行，内径正常或增宽。瘘管侧动脉壁局部连续中断（图5-6-3）。

（3）动静脉瘘远心端静脉不同程度扩张，小者呈梭形膨胀，巨大者呈囊球状液性无回声，壁薄，可见与动脉相通的管道或破口。

（4）瘘管多呈管样结构，或动、静脉间有蜂窝状、强弱不均匀回声，小瘘管多不清楚。

2.彩色与频谱多普勒

（1）动脉血流彩色、频谱无明显改变，近破口处可见血流汇聚。

（2）经过瘘管的血流束呈多彩镶嵌高速动脉湍流（图5-6-4）。

（3）静脉侧破口处可见多彩镶嵌高速射流进入，局部血流频谱动脉化或为混合性（图5-6-5），呈连续、高速、脉动性湍流频谱；其近心端静脉

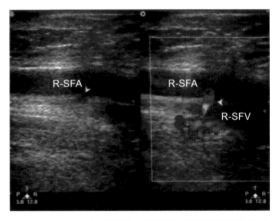

图5-6-3 右侧股浅动脉后外侧壁回声连续性中断，可见瘘管与股浅静脉相通

注：R-SFA.右股浅动脉；R-SFV.右股浅静脉

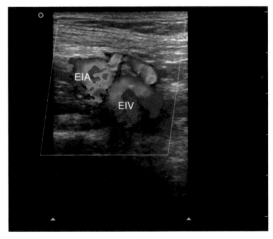

图5-6-4 瘘管内血流束呈多彩镶嵌血流

注：EIA.髂外动脉；EIV.髂外静脉

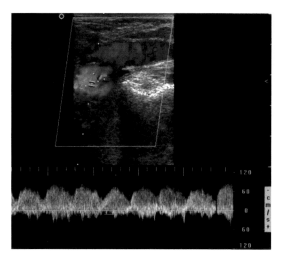

图5-6-5 受累静脉近段血流频谱形态呈动脉化改变

内血流频谱形态逐渐过渡为静脉频谱，但血流速度加快；其远心端为静脉频谱，血流速度相对减低。

（二）诊断要点

如发病年龄小，无明显外伤史，瘘口较多且紊乱，多为先天性动静脉瘘。后天性动静脉瘘较为常见，患者多有创伤史及血管穿刺史，局部出现搏动、震颤和持续性血管杂音，伴有浅静脉扩张和营养性改变，彩色多普勒检查可发现动脉与静脉之间有瘘口相交通，瘘口处有高速分流，瘘口近端静脉血流湍流，静脉频谱动脉化改变。

【鉴别诊断】

1.**真性动脉瘤**　动脉自身膨大扩张形成，有明确进、出口，彩色血流、速度频谱为动脉特征。瘤体与静脉无关，可造成周围静脉受压表现。

2.**假性动脉瘤**　瘤体呈液性无回声区，虽与邻近动脉沟通，但无管壁结构；腔内速度频谱为动脉特征。

【超声扫查时注意事项、要点和技巧】

判断瘘口位置的方法有以下几种。

1.在静脉内寻找流速最高的动脉样血流频谱，流速越高的部位，往往为越接近瘘口的部位。

2.寻找同一条动脉内低、高阻血流频谱的交界处，此交界处即为瘘口所在位置。因为，瘘口近侧动脉血流阻力较正常低，舒张期存在持续的正向血流信号，而远侧动脉血流为高阻型，阻力指数＞1，严重者可引起逆流。

3.寻找瘘口处的高速湍流频谱。

4.采用灰阶超声或彩色血流显像对可疑存在动静脉瘘的动脉与静脉进行横切或斜切扫查，观察这两种血管有无直接交通。值得注意的是，在彩色血流显像尤其灰阶超声上进行观察，可出现假阳性或假阴性，特别是动、静脉紧密相邻时。所以，应采用频谱多普勒进一步证实。

5.同一条动脉内径变化的交界处往往是瘘口所在位置。因为，瘘口近侧动脉内径正常或扩张，而远侧动脉内径变细或正常。

6.寻找瘘口处的杂色血流信号。

7.寻找静脉扩张最明显处和静脉周围组织震颤所引起的彩色伪像，这些也有助于瘘口定位。

【报告书写要点与小结】

1.描述动静脉瘘发生部位、瘘口单发或是多发。

2.瘘口内径，瘘口处流速、流量。

3.检测瘘口近端及远端动、静脉血流速度、频谱形态及阻力指数改变等信息。

【治疗方案】　超声图像结合病史、致伤情况、临床表现，可提供病变部位、大小、范围和动静脉瘘的动脉侧、静脉侧和中间瘘管部具体特征。有无并发症及对心功能的影响，是动静脉瘘检查有效、简便、无创的首选方法。

对于四肢和颈部的后天性动静脉瘘，大多数患者彩色多普勒超声可做出肯定性结论，对瘘口准确地定位，并将瘘口的位置在体表标记出来。这能避免术前的血管造影，指导手术时寻找瘘口。但有的患者发现静脉内有动脉样血流频谱，而未能判断瘘口的具体位置时，则可做出推断性结论。在做这种结论时，应注意有的患者瘘口处射流可引起数条深静脉和（或）浅静脉内探及动脉样血流信号，所以某静脉内探及动脉样血流频谱，并不意味着它直接参与动静脉瘘的构成。必要时，建议进一步行血管造影检查，以明确瘘口的具体位置。

彩色多普勒超声能够评价瘘口分流量的大

小，瘘口远端动脉血供情况，与瘘口相连的静脉有无功能障碍，以及心脏的结构和功能的改变，为临床治疗方案的选择提供重要依据。

（朱永胜）

主要参考文献

周永昌，郭万学.超声医学.第4版.北京：科学技术文

献出版社，2003.

唐杰，温朝阳.腹部和外周血管彩色多普勒超声诊断学.第3版.北京：人民卫生出版社，2007.

陆恩祥，任卫东.血管超声诊断图谱.沈阳：辽宁科学技术出版社，1999.

徐智章，张爱红.外周血管超声彩色血流成像.北京：人民卫生出版社，2002.

第七节　动静脉内瘘术前及术后超声评估

动静脉内瘘（internal arteriovenous fistula, AVF）是慢性血液透析患者维持血液透析的重要通路，被认为是透析患者的"生命线"。同时为避免体外动静脉瘘及静脉留置插管的并发症发生，而建立的长期用于血液透析的通路。

【动静脉内瘘术适应证和禁忌证】

（一）适应证

1.肾小球滤过率＜25ml/min或血清肌酐＞400mol/L。

2.老年患者、糖尿病、系统性红斑狼疮、合并其他脏器功能不全。

（二）禁忌证

1.造瘘血管严重狭窄，血栓形成。

2.前臂ALLEN试验阳性。

3.手术部位存在感染。

4.心力衰竭。

5.同侧锁骨下静脉安装心脏起搏器。

6.手臂、胸腔、颈部有手术史及外伤史。

7.凝血功能障碍。

8.预备肾移植患者。

【动静脉内瘘术的方式】

1.头静脉和桡动脉侧侧吻合。

2.头静脉和桡动脉端侧吻合——目前最常用术式。

3.头静脉和桡动脉端端吻合。

4.贵要静脉和尺动脉端侧吻合。

5.贵要静脉和尺动脉端端吻合。

6."轮钉"——是早期运用于动、静脉内瘘的一种介入方法，透析10年以上患者多有"轮钉"置入。

【超声评估】

（一）术前超声评估

1.前臂桡动脉超声评估　腕部桡动脉内径≥2.0mm，管径无明显狭窄、管腔无血栓及明显钙化（图5-7-1A、B）。

2.前臂头静脉超声评估　连续性扫查头静脉内径≥2.5mm，最终汇入深静脉系统，管径无狭窄，管腔透声性好（图5-7-1C、D）。嘱患者手术侧肢体握拳加压后，观察头静脉扩张性是否良好，此时应用频谱多普勒测量加压后静脉血流增速程度来评估头静脉的通畅性。

3.术前血管标记　术前应测量头静脉至皮肤表面距离。如深度＞0.5cm，AVF成熟后透析穿刺困难，难以保证15G针穿刺成功。

桡动脉存在高位解剖变异时，超声探及桡动脉由腋动脉发出，此种情况易发生动脉盗血，属于造瘘的相对禁忌证。

（二）术后超声评估

1.二维超声　动、静脉内径正常或略增宽，尤其以头静脉明显，瘘口处呈纤曲状，管腔内液区清晰（图5-7-2A）。

2.彩色多普勒　动、静脉管腔内彩色血流信号色彩明亮，血流充盈好，边缘整齐；瘘口处呈花色血流（图5-7-2B）。

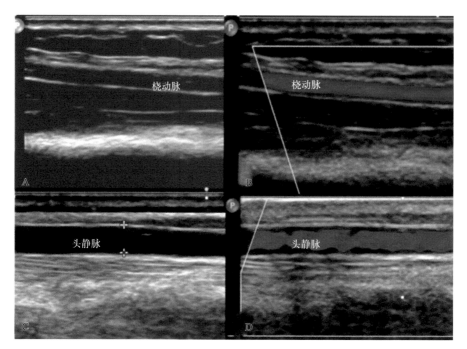

图5-7-1 正常桡动脉（A、B）、头静脉（C、D）二维和彩色血流图像

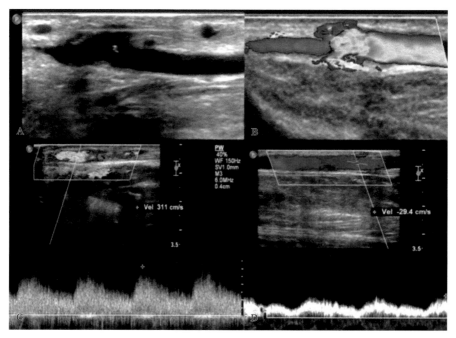

图5-7-2 A.桡动脉与吻合口连接处，可见吻合口处点状强回声为术后瘢痕；B.头静脉前臂段管径粗细不等出现局部涡流；C.头静脉近吻合口处局部管腔狭窄；D.头静脉上臂段血流速度减低

3.频谱多普勒

（1）动脉瘘口近心端：动脉血流速度加快，呈低阻型。

（2）动脉瘘口远心端：频谱形态为三相波。

（3）瘘口处：高速湍流型频谱，频谱呈毛刺样改变。

（4）静脉瘘口近心端：血流速度加快，静脉频谱动脉化。

（三）动静脉内瘘术成熟度的判定

1. 时间　术后4～8周。

2. 二维超声　静脉内径增宽，管壁增厚。

3. 脉冲多普勒

（1）静脉端的血流速度升高达到或接近100cm/s。

（2）瘘口处血流速度升高达100～200 cm/s，一般不大于350 cm/s。

（四）动静脉内瘘术后超声评价方法

1. 超声稀释法　目前国际上最为流行和可靠的方法。在透析时注入造影剂，通过计算超声波顺血流方向通过血管的时间及逆血流方向通过血管的时间差来测定血流量。

2. 测量通路内压力　静态静脉压＞50mmHg提示存在狭窄。

3. 超声评价瘘口处血流量

（1）计算公式：$Q = V \times d \times 3.14/4$（$Q$为血流量，$V$为平均血流速度，d为内径）。

（2）术后桡动脉的血流量为术前的2.3倍，头静脉比术前增加16倍，瘘口处流量应在200～300ml/min，若流量＞1000ml/min，容易引起心力衰竭。

（3）静脉周围是否有侧支循环形成。

【常见并发症】

1. 头静脉局部瘤样扩张　由于静脉频谱动脉化，头静脉管腔内张力增大，静脉纤曲扩张，多见于长期透析的患者。

2. 血栓形成　静脉血栓是内瘘常见并发症，80%～90%的内瘘静脉血栓是由于静脉狭窄引起；晚期多由于血栓性静脉炎或反复穿刺区域内血栓形成后蔓延而成。

3. 静脉端钙化斑形成　长期血液透析，静脉壁增厚，管壁上脂质及钙盐沉积形成。

4. 狭窄　多发生在吻合口附近的静脉端，与术中操作、血管选择等因素有关。

5. 动脉瘤形成　动脉壁内压增高，加上动脉壁原有病变，导致血管过度扩张。

6. 盗血综合征　常出现在头静脉-桡动脉端侧吻合术后，术前末梢动脉有狭窄，吻合口过大造成尺动脉远端血供大部分进入内瘘。

【扫查时注意事项、要点和技巧】

1. 由于桡动脉和头静脉位置相对比较表浅，检查时尽量选择频率较高的线阵探头。

2. 术前检查头静脉时，手法尽量轻柔，以免压瘪头静脉，头静脉较细不易显示时，患者上臂可用止血带加压。

3. 检查动脉时要注意管壁是否有增厚或局部狭窄。

4. 术后扫查顺序是：先观察桡动脉延续至吻合口，再沿吻合口扫查头静脉全程。

5. 术后检查时要注意吻合口处有无狭窄和附壁血栓形成，一般头静脉近端吻合口处易发生血栓。

6. 全程扫查头静脉，观察有无侧支循环，存在侧支循环时，在体表标记位置。

【报告书写要点与小结】　术前超声观察并描述的内容包括：造瘘动脉的内径、动脉壁的形态、血流速度、反应性充血；造瘘静脉的内径、扩张性、通透性、距体表深度是否便于穿刺。

术后超声观察并描述的内容包括：供血动脉和引流静脉的内径、引流静脉管壁情况、供血动脉和引流静脉及吻合口血流充盈情况、血流速度、频谱形态及流量测定。

血液透析是晚期肾病患者的生命线，它可以祛除体内过多体液，降低血中各种代谢废物浓度。自体动静脉内瘘的成功建立大大提高了血液透析患者的生活质量。血管超声对术前头静脉和桡动脉的管径及血流情况给予准确的测量，对术后吻合口处、头静脉及桡动脉的各项参数做出准确评估。动静脉内瘘术前的血管标记及术后的成熟度判定给临床提供了很大的帮助。

（赵永锋）

主要参考文献

（美）Zwiebel.W.J.血管超声经典教程.第6版.温朝阳，童一砂，译.北京：人民军医出版社，2015.

唐杰，温朝阳.腹部和外周血管彩色多普勒超声诊断学.第3版，北京：人民卫生出版社，2007.

任卫东，唐力.血管超声诊断基础与临床.北京：人民军医出版社，2005.

叶朝阳.血液透析血管通路技术与临床应用.第2版.上海：复旦大学出版社，2010.

第6章 外周血管疾病的治疗及进展

第一节 周围血管疾病的临床进展

在临床上，我们通常将心、脑血管病以外的血管疾病统称为周围血管病，包括动脉、静脉及淋巴3个系统的疾病。据世界卫生组织调查，周围血管疾病是一种危害性极强的高发病种，若长期不愈，病情将呈进行性发展，重者将导致截肢致残，甚至危及生命。

血管外科是建立在外科基础上的一门新兴学科，主要研究外周血管病变的发生、发展及诊疗手段，经过近40年的发展已经成为外科学中一个独立的专门学科。近年来，随着诊断技术的提高及各种腔内血管外科技术的发展与完善，血管外科这一领域逐渐拓宽，显示出广阔的发展前景。本章主要讲述动脉疾病中的下肢闭塞性动脉硬化及静脉疾病中的下肢深静脉血栓形成的临床治疗进展。

一、下肢闭塞性动脉硬化的临床治疗进展

下肢闭塞性动脉硬化（arteriosclerosis obliterans，ASO）是指由于下肢动脉粥样硬化斑块形成，引起下肢动脉狭窄、闭塞，进而导致肢体的慢性缺血。随着社会生活水平的提高和人口的老龄化，下肢闭塞性动脉硬化的发病率逐年提高。

下肢闭塞性动脉硬化的传统治疗方法是动脉内膜剥脱术和动脉旁路移植术，如手术指征明确，可取得满意的近、远期疗效，但有一定的手术创伤。近年来，新的材料和腔内手术器具不断改进和研制，血管腔内技术得到迅猛发展，并逐渐成为治疗下肢动脉闭塞性疾病的主流治疗手段。经皮腔内血管成形术（percutaneous transluminal angioplasty，PTA）与血管内支架置入术目前已成为血管腔内治疗最基本的方法。此外，治疗性血管生成在临床已逐步开展，不管是通过干细胞移植，还是基因及细胞因子移植，均可增加缺血组织的侧支循环建立和毛细血管生成，使缺血组织得到灌注，目前已经取得了初步的治疗成果。

（一）血管腔内技术的发展历程

1964年Dotter首先采用同轴导管技术，行PTA，但因技术成功率低、并发症率较高，未被广泛应用。1974年Grutzing应用PTA取得成功，因其具有微创性和可重复操作性，获得了迅速发展，开创了动脉闭塞性疾病腔内治疗的先河。其基本原理为通过气囊压迫动脉粥样硬化斑块，使斑块壳破裂而扩张管腔，同时动脉中层的弹性纤维、胶原纤维及平滑肌细胞等被过度拉伸也可使管腔扩大。管腔扩张后由于脉冲血流的增强，一般不易再狭窄。为了避免一些特殊病变血管PTA扩张后又弹性回缩，1985年Palmaz介绍了金属血管支架的临床应用，随后各种血管支架相继问世并在临床使用，常用的血管支架材料有不锈钢、钽及镍钛合金3种。由于血管内支架使用的材料几乎无生物活性，表面十分光滑，血小板不易黏附，因此局部不易形成血栓。根据支架释放的形式，有球扩支架和自膨式支架2种。血管内支架

的使用，不仅降低了因血管弹性回缩引起的再闭塞问题，而且可防治因PTA后血管内膜撕裂后形成夹层而导致的不良后果，提高了PTA后血管的远期通畅率。至此，经皮腔内血管成形术与血管内支架置入术成为腔内治疗的基本方法。

（二）血管腔内治疗的应用现状

新的腔内技术和手术器具的应用使腔内治疗的适应证也进一步扩大，几乎涵盖了自主髂动脉至小腿的整个下肢动脉系统。

2007年，环大西洋协作组织（Trans-Atlantic Inter-Society Consensus，TASC）出台新的周围动脉疾病治疗指南（TASC Ⅱ）。该指南对下肢动脉硬化闭塞性病变，将主-髂段和股-腘段2个节段按照闭塞的程度和范围分为A～D4型，推荐A型病变主张血管腔内治疗，D型病变主张手术治疗，B型病变首选血管腔内治疗，C型病变低危患者则首选手术治疗。由于该指南仅根据动脉病变部位、程度、范围来推荐治疗方式的选择，因此，即使是部分C型与D型病例，不少医师也首选腔内治疗，并有相当大一部分病例获得了成功。倘若合并有多节段动脉闭塞，尤其是一些特殊部位的复杂病变时，将血管腔内手术和传统手术联合应用，即目前常说的"杂交"技术，可简化手术操作，缩小手术创伤，提高治疗效果。随着术者经验的积累和治疗器具的更新，腔内治疗技术成功率有了很大提高，虽然其远期通畅率仍不能和传统手术相媲美，但腔内治疗可以迅速缓解症状，且这类患者往往合并有严重的心、肺、脑等疾病，不能耐受较大的手术创伤，腔内治疗因其微创的特点可有效减少术后并发症的发生，即使治疗失败仍可转为开放性手术。因此，血管腔内治疗正在逐渐成为下肢动脉闭塞性疾病患者的首选。

1.高顺应性长球囊在膝下动脉病变中的应用
膝下动脉病变一直是腔内治疗的难题，因为小腿动脉管径细小，病变血管距离心脏远，动脉的压力小，容易形成血栓；加之患者常常合并有糖尿病，硬化斑块比较坚硬，不易被扩张，最终的结果往往还是截肢。在小腿的主干动脉中，胫前、胫后动脉的血流通过各自的终末支足背和足

底动脉到达足部；腓动脉是腘动脉的延伸，它虽不直接至足部，但在踝部以吻合支形式与胫前、胫后动脉交通。通常认为，如能够保持小腿主干动脉中的1支通畅即可维持远端血供，进而缓解间歇性跛行和静息痛，促进溃疡愈合，达到保肢目的。2000年，意大利米兰的血管外科医师从冠状动脉成形术中得到启发，设想并研制了一种顺应性和柔顺性较好的微球囊，并应用于膝下动脉闭塞的腔内治疗。球囊直径和长度的多样化，可适应不同病变部位和范围。目前临床最常用的是Amphirion球囊（Invatec公司）和Savvy Long球囊（Cordis公司），因其囊壁薄、轴长、压力低、亲水性及渐细的设计成为膝下动脉专用球囊的代表。Faglia等处理了420例糖尿病伴重症下肢缺血的膝下动脉闭塞的患者，67例患者膝下3支血管全部开通，143例患者开通2支血管，186例患者仅开通1支血管（104例腓动脉、62例胫前动脉、20例胫后动脉），24例患者膝下3支血管全部未开通；术后30d内，22例患者行截肢术，其中15例是3支血管均闭塞者，7例为仅开通腓动脉者，因此认为保持任意一条直通足部的胫动脉通畅，可避免截肢，而仅保持腓动脉通畅仍有一部分患者不能避免截肢。Romiti等的一项荟萃分析显示，球囊扩张血管成形术1、6个月及1、2、3年的一期通畅率分别为77.4%、65.0%、58.1%、51.3%、48.6%，二期通畅率分别为83.3%、73.8%、68.2%、63.5%、62.9%，均低于外科旁路手术组；但保肢率与外科旁路手术相比差异无统计学差异。PTA后的再狭窄是导致膝下动脉病变腔内治疗远期通畅率低的主要原因。针对这一问题，目前在置入支架等方面有许多新的尝试，其效果尚存在争议，需要大宗样本的长期随访证实。但是再狭窄不能成为PTA在膝下动脉病变中应用受限的理由，PTA后远端组织可迅速恢复供血，防止组织坏死。另外，PTA后的再狭窄是一个渐进的过程，随着再狭窄的逐渐形成，肢体的侧支循环也随之逐渐建立，因此经过PTA治疗后保肢率远大于血管通畅率，而且PTA的可重复操作性，有助于提高远期血管通畅率。

2.内膜下血管成形术 血管腔内治疗初期的适应证仅针对长度7cm以内的短段动脉狭窄闭塞

性病变。1989年Bolia首次介绍了动脉内膜下血管成形术（subintimal angioplasty，SIA），即长段动脉闭塞或动脉严重钙化无法从真腔内完成手术时，使用带导丝的导管，于动脉闭塞部位近端动脉腔内进入内膜下，制造动脉夹层，并逐渐推进至动脉闭塞远端，再返回动脉真腔，将动脉夹层形成新的"动脉管腔"，经导丝导入球囊导管行PTA，以扩大这一新的血流通道，依扩张后动脉造影情况决定是否置入血管内支架。此方法以股-腘段动脉病变应用最为普遍，亦可应用于髂动脉和小腿动脉。SIA在股-腘段动脉病变的技术成功率达85%，术后6个月通畅率为50%～70%。SIA失败的最常见原因是越过闭塞段后，在远端无法返回血管真腔。近年来推出的OutBack LTD导管（Cordis公司）和Pioneer导管（Medtronic公司），在常规方法无法返回真腔时，使用这些新的器具几乎100%可获得成功。FrontRunner XP导管（Cordis公司）其特有的顶端爪形结构闭合时0.99 mm，张开时2.3 mm，多用于股浅动脉（superficial femoral artery，SFA）和膝下动脉病变，特别是股浅动脉。FrontRunner XP导管可行腔内的钝性分离，将导管有效控制在真腔内，减少内膜穿孔和夹层的发生，对于高度钙化的病灶效果更佳。由于尺寸问题，其在膝下动脉的应用存在争议，但也有观点认为，正是由于其较大的尺寸，使得其易于留在真腔内，减少了进入内膜下的机会。有研究显示，应用FrontRunner XP导管治疗下肢慢性完全闭塞病变（chronic total occlusion，CTO）的成功率达89%。The Crosser慢性完全闭塞再管化系统（FlowCardia Inc，Sunnyvale，Calif）利用其尖端超高频超声能量来穿过闭塞段，克服了严重钙化的病变不易穿过的问题，但临床效果尚需更多评估。

（三）腔内治疗新技术

腔内治疗的病例数快速上升，使得技术成功率也有了很大进步，特别是对一些特殊部位、特殊病变如主-髂分叉部与股浅、股深分叉部病变，钙化性病变，血栓性闭塞，慢性完全硬化性闭塞，移植物吻合口病变，弥漫性病变，支架内再狭窄，支架变形与扭曲等，为选用合适的方法积累了丰富的经验，同时针对各类病变特点，推出了许多新的腔内手术器具。

1.球囊

（1）切割球囊（cutting balloon，CB）：适合长段散在的钙化病变，与常规PTA比较，切割球囊PTA（CB-PTA）可降低局部炎症反应、内皮损伤、细胞增殖反应，并使管腔达到最大化。CB-PTA对吻合口内膜增生、隐静脉旁路转流桥内病变及纤维和钙化病灶的治疗更加有效。

（2）AngioSculpt Scoring球囊：类似于切割球囊，球囊表面由镍钛金属丝包裹，相对于传统球囊具有更大的灵活性和输送能力，对移植物吻合口狭窄更有优势。

（3）射频热能球囊：球囊处覆有射频热能的微纤维，能高选择性传递射频热能至病变血管。

2.斑块切割

（1）单向动脉斑块切除：尤其适合于多节段分散病变、近分叉病变、跨关节病变等不适合常规球囊扩张和支架置入的病变。McKinsey等报道275例共579个病变的治疗结果，其中SFA病变199个，腘动脉病变110个，胫动脉病变218个，多节段病变52个；18个月的初始和二次通畅率分别为52.7%和75.0%，总保肢率为92.4%。共7种型号，小型号用于治疗膝下小血管甚至足部血管病变。

（2）高速动脉斑块旋切：主要针对高度钙化的动脉粥样硬化斑块，它利用高速旋切，辅助球囊导管通过病灶。但目前缺乏大样本的研究。

（3）改良动脉斑块旋切：以the Diamondback 360°旋切系统为代表，其金刚石涂层系统可旋切产生2倍于自身大小的管腔，动物实验显示旋切产生的微粒平均尺寸为2μm，足以通过正常的网状内皮系统，减少远端栓塞发生率。其在处理膝下的弥散病变方面，效果等同于高速动脉旋切设备，而且在切除斑块的同时将切割下来的斑块回收，避免远端栓塞。

3.冷冻血管成形术 球囊扩张导管（Polar-Catheryoplasty balloon）上配置有冷冻能源，在球囊扩张时对动脉壁予以冷冻。主要应用于再狭窄的病变部位，且这些部位不适合放置血管内支架，如腘动脉和股总动脉病变。PolarCath系统（BostonScientific，Natick，Mass）已被美国FDA批准用于周围动脉闭塞性疾病（peripheral arterial occlusion disease，PAOD）的治疗。针对102例股动脉、腘动脉病变治疗的多中心前瞻性研究表明，PolarCath系统的手术成功率为94%，仅9%的患者需再行支架置入术，70例术后随访3年，临床通畅率为75%。

4.药物涂层 应用药物涂层球囊（drug-coatedballoons）和药物洗脱支架（drug-eluting stent），可抑制局部炎症反应和平滑肌增殖，预防内膜增生所导致的再狭窄。美国FDA批准可用于股浅动脉的有IntraCoil和Viabahn ePTFE覆膜镍钛合金支架。Farr等2009年报道应用Viabahn治疗长段股浅动脉闭塞，平均支架长度为24.6cm，1年初始通畅率为80%，1年辅助通畅率达86%，认为该产品是治疗TASC D型股浅动脉长段闭塞可选的方法之一。目前携带西罗莫司或紫杉醇的药物洗脱支架仍在临床试验阶段。Siablis等的研究显示，与裸支架相比，紫杉醇或西罗莫司洗脱支架应用于膝下动脉病变更加可行及有效，其对于术后再狭窄的评估，仍需更多的研究。

5.激光辅助血管成形术 使用308 nm准分子激光导管在极短的脉冲间歇发送高能、可控的紫外光能至病变部位以融化斑块，减少局部热损伤和潜在的远端栓塞并发症。激光辅助血管成形术用于开通传统介入方式不易开通的长段动脉闭塞性病变，动脉一旦开通，即可插入标准球囊导管进行PTA。

（四）干细胞移植及治疗性血管生成治疗外周动脉疾病最新进展

1.相关概念

（1）干细胞：是一类具有自我更新复制、高度增殖和多向分化潜能的特殊原始细胞。干细胞依据来源不同，可分为胚胎干细胞和成体干细胞（adult stem cells）。胚胎干细胞来自胚胎早期（4～5 d）胚泡中内细胞群的上胚层，具有自我更新发育为成体所有组织和器官的能力。在实验室研究中，通过改变胚胎干细胞的培养液或转

入外源基因，可诱导其沿着特定的路径分化，在体外分化成胚胎外的体细胞。而成体干细胞来源于已分化的成熟组织，具有自我更新复制成相应组织器官细胞的功能，在组织损伤修复中发挥重要作用。成体干细胞根据其来源包括骨髓干细胞、外周血干细胞等。骨髓干细胞是目前临床应用最多的干细胞，从骨髓中分离出来，包括众多的干/祖细胞群体，如造血干细胞、间充质干细胞、内皮祖细胞等。间充质干细胞是目前治疗外周动脉疾病的研究热点。外周血干细胞是从外周血中分离出来的，正常情况下量很少，在用于临床时，常应用粒细胞集落刺激因子动员干细胞入血。在临床上，因其方便、痛苦小，可代替骨髓干细胞进行干细胞移植。

（2）治疗性血管生成：血管生成（angiogenesis）是指从已存在的微血管床上芽生出新的以毛细血管为主的血管系统的过程，可发生在伤口愈合、肿瘤、心肌梗死后和糖尿病。血管新生（neovascularization或neoangiogenesis）是在血管生成的初始，首先是血管内皮细胞去分化，内皮细胞游走并增殖，新基底膜形成，覆盖以内皮细胞和血管平滑肌细胞，形成新的血管，即为血管新生。血管形成（vaseulo-genesis）指胚胎发育过程中，由内皮祖细胞形成原始血管的过程。1999年，Isner和Asahara提出了"治疗性血管生成"的概念，倡导补充内皮祖细胞数量以达到更高的血管新生效果来治疗缺血性疾病。

2.临床应用

（1）目前用于干细胞移植的多为骨髓间充质干细胞，间充质干细胞在一定条件诱导下，可分化为血管内皮细胞，而用于治疗外周动脉疾病。干细胞的采集通过骨髓血或外周血提取单个核细胞，绝大多数采取患肢缺血局部肌肉多点注射的方法，也有采取介入下行下肢动脉腔内注射移植的方法。2002年，日本首先报道应用患者自体骨髓干细胞和外周血干细胞移植治疗缺血性下肢动脉疾病45例，取得了满意的疗效，未发现明显不良反应。我国谷涌泉等为下肢缺血患者进行自体骨髓干细胞移植，采用髂后上棘抽取骨髓血400ml，分离单个核细胞，35例采取缺血局部肌内注射，26例进行下肢闭塞动脉腔内注射，4例

上述2种方法同时进行，随访8～56个月，患者治疗效果满意。

（2）干细胞移植到缺血部位，可从先前存在的血管床发芽，生成新的毛细血管，改善和恢复下肢血流，达到治疗下肢缺血的目的。治疗性血管生成旨在改善缺血组织的再灌注，改变动脉粥样硬化导致的动脉闭塞环境下血管生成因子的不足或不敏感。Kuhlmann等认为骨髓干细胞在血管生成和侧支生长方面具有重要意义，且在血管生长的位点应用细胞因子以提高干细胞的浓度，已经成为一种治疗方向，其中有干细胞的作用，也有细胞因子的直接作用。在血管生成过程中，多种细胞因子参与其中发挥重要作用。

（3）基因移植治疗外周动脉疾病通过介入手段，在缺血部位动脉注射已进行基因编码的生长因子，促进缺血组织的血管生成，增加血流灌注，改善临床症状，早已成为目前研究外周动脉疾病治疗的热点之一。

（五）结语

综上所述，血管腔内治疗日益成为下肢动脉闭塞性疾病的首选方法，而治疗性血管生成在临床也已逐步开展。在今后的一段时间里，为了获得更高的腔内治疗成功率，改善腔内术后远期通畅率，选择、改进和研制不同的腔内手术器具，将起到至关重要的作用。在治疗性血管生成研究中，其观测指标方面还存在一定的局限性，目前仅通过踝肱指数、无痛行走时间等评价治疗效果，虽然也可通过血管造影大致评估血管通畅情况，但若在未来的研究中，能应用评价体内血管生成的影像系统，则能更好地使干细胞移植及基因移植服务于临床。

二、下肢深静脉血栓形成的临床治疗进展

深静脉血栓形成（deep venous thrombosis，DVT）是临床常见的周围血管疾病之一，是由于血栓形成导致静脉回流障碍而产生相应的临床症状，好发于下肢。肺栓塞（pulmonary embolism，PE）是其最严重的并发症。目前DVT与PE的发病率有逐年增加的趋势，已成为仅次于冠状动脉

疾病与脑血管疾病后的第三大心血管疾病。在美国每年约5万人死于PE，其被列为第三位致死因素。PE的主要病因是由于肢体或盆腔静脉血栓脱落所致，如何减少或预防PE的发生一直是血管外科医师关注的问题。既往曾出现过多种手术方式，包括下腔静脉结扎等来预防PE的发生，但均因诸多缺陷而限制其应用。直到1967年，Mobin-Uddin伞的出现标志着腔内阻断新技术的开始。经过近半个世纪的不断改进，腔静脉滤器（venacava filter，VCF）已逐渐成为预防PE安全有效的方法，目前临床上使用VCF的种类有多达十余种。下面就VCF的最新进展做一论述。

（一）VCF的置入部位

由于DVT多发生于下肢，目前临床上使用的VCF均为下腔静脉滤器（inferior vena cava filter，IVCF）。为了避免影响肾功能，一般要求将IVCF置于肾静脉汇入口以下的下腔静脉内，最佳位置在第2、3腰椎之间，肾静脉汇入口下方1.0～1.5 cm处。但由于临床实践中存在一些特殊情况，如需要VCF的妊娠患者和生殖静脉血栓患者，有学者提出IVCF并非绝对不能放置在肾静脉汇入口以上的下腔静脉内。在肾静脉汇入口以上下腔静脉内置入IVCF的指征包括：①肾静脉和（或）性腺静脉内血栓形成；②下腔静脉血栓扩张超过肾静脉汇入口水平；③已置入IVCF后出现反复PE；④肾下下腔静脉狭窄；⑤先天性下腔静脉异常；⑥妊娠期血栓；⑦盆腔肿块。

DVT发生于上肢、锁骨下静脉或颈内静脉的较为少见，只占全部DVT的2%～3%，其除了可引起受累肢体和面颈部的肿胀和疼痛外，还可因为血栓脱落导致PE。鉴于VCF置入下腔静脉所取得的经验和成果，1986年Hoffman和Greenfield成功地进行了第1例VCF置入上腔静脉，其后国内外均有报道成功置入上腔静脉滤器（superior vena cava filter，SVCF）并取得了较好的效果。目前医疗市场上尚无特制的SVCF，均根据医师自身经验和患者情况来选择VCF，多采用Greenfield和TrapEase永久性滤器。近年随着对VCF及DVT认识的加深，多提倡使用临时性

VCF。正常上腔静脉的长度为6～7cm，较下腔静脉短，VCF的锚定区域有限，因此SVCF的放置较IVCF要求更高，应尽量放置在上腔静脉起始段以减少VCF移位其至脱落，理想的VCF放置位置是底端位于左、右头臂静脉汇合处，而尖端朝向心房。

（二）VCF的置入途径

VCF的常规置入方式是在X线引导血管造影下进行，该方法具有准确、直观等优点，目前已在临床广泛应用。但其具有辐射性损害、造影剂肾病等副作用及对造影剂过敏者禁用等问题，部分特殊患者无法采用该方法。张建红等采用彩色多普勒超声（color Doppler flow imaging，CDFI）经腹实时动态引导下，对16例DVT患者行经健侧股静脉IVCF置入术，取得了100%的成功率，术中及术后均无并发症发生。CDFI引导下行IVCF置入安全、可靠、简便、经济，无辐射及肾功能损害，且超声仪器移动方便，可在床旁实施手术引导，避免了搬动患者引起的损伤等问题，和X线引导相比具有术前准备简单、手术时间短、术中患者痛苦少、费用低且无造影剂过敏等危险，具有较高的临床推广价值。缺点是在肥胖及肠道气体较多的患者，图像质量较差，影响手术进行，故术前需进行一定的肠道准备，而对肠道准备效果不佳或过度肥胖患者，该方式无法进行引导。

（三）VCF的材料

最初VCF的制作材料多选用不锈钢，因其不具备理想VCF的多项标准，因此制作材料仍在不断探索和改进。1968年，Eichelter等采用聚乙烯材料制作成的VCF并成功地从犬的股静脉置入到下腔静脉；1977年，Simon等首次选择镍钛合金材料制作VCF，其具有独特的热记忆特性，在腔静脉内释放后可以感知体温，恢复原来复杂的空间几何构型，能较好地固定于腔静脉内。目前，VCF的制作材料仍多选择不锈钢和镍钛合金，最理想的制作材料仍在不断寻找中。在临床上，很多DVT患者只是在特定时间内具有较高的PE风险。随着可降解材料在医疗器械领域的逐步应

用，多种可降解支架已应用于治疗冠心病。基于目前的VCF没能很好地解决临床需求，有学者提出了采用可降解材料制作VCF的设想。鉴于左旋聚乳酸（poly-L-lactic acid，PLLA）具有良好的力学性能及较好的生物学特性，他们采用可降解聚合物PLLA制作出可降解VCF并进行了力学测试以及体外降解和血栓拦截功能实验，取得了与传统金属VCF相似的力学特性和血栓拦截能力。虽然可降解材料用于制作VCF存在很多不足，如力学性能不如不锈钢或镍钛合金、可降解VCF的输送和扩张存在困难、可降解VCF在降解过程中可能产生碎片导致PE等，但是也有其独特的优点，如能够在体内被逐渐降解和吸收、不需要二次手术取出。我们期待可降解VCF具有更好的临床应用前景。

（四）VCF的设计

经过近半个世纪的发展，目前VCF的设计日趋成熟，其导鞘直径已减小到6～7F，各种形状的VCF也应运而生。VCF按置入体内的存留时间可分为两大类：永久型VCF和非永久型VCF。非永久型VCF又分为临时型VCF、可回收型VCF和可转化型VCF。既往采用VCF预防PE的发生时未充分考虑到VCF长期留置体内可能产生的远期并发症，故均采用永久型VCF。随着永久型VCF应用时间的延长，其导致的并发症，包括下腔静脉血栓形成、闭塞及复发性DVT等逐渐受到了医学界的重视，且在临床上，很多DVT患者只是在一定的时间内具有较高的PE风险而需要滤器的保护，随着血栓形成时间的延长，血栓机化与静脉壁粘连，其再发PE的风险逐步降低。基于上述考虑，临时型VCF的设计随之产生。临时型VCF多连接杆状或索状的部件引出体外，置入腔静脉一定时间后，必须通过该部件将滤器从体内取出，不能永久存留。临时型VCF取出均有一定的时间期限，多为2～4周。部分患者在该时限内经治疗后PE的风险仍未降低，临时型VCF的置入不能满足其降低PE的要求，为改进临时型VCF的不足，产生了可回收VCF的设计。可回收VCF的优势是可以通过二次手术从体内取出，具备了"需要时拦截血栓，不需要时免除对

血流长期干扰"的特点，消除了永久型VCF带来的并发症。但实际上，多数可回收VCF因各种原因而被留在体内成为永久型VCF，未能发挥可回收VCF的优势。为了解决可回收VCF因诸多因素无法按时取出的问题，又出现了可转化VCF。可转化VCF是指滤器置入后，经过特定时间，用于过滤拦阻血栓的部件功能被中断，滤器内部完全开通，但滤器留置于原位，相当于一个贴壁的支架。

理想的VCF应符合下列标准：①非铁磁性；②良好的滤过效果，放置后不发生PE；③易于释放和回收；④生物相容性良好，无促凝血作用；⑤不损伤下腔静脉，不移位；⑥与腔静脉壁固定牢固；⑦弹性好，抗腐蚀性好。按此标准，目前医疗器械市场上还没有一种VCF符合上述条件，VCF技术仍有待进一步改进。

（五）结语

DVT患者置入VCF预防PE的临床疗效已经得到了医学界充分的认可，相信随着VCF材料的进一步发展及VCF设计的进一步完善，其临床应用前景也会越来越广阔。

（王　辉）

主要参考文献

Weitz JI, Byme J, Clagett GP, et al.Diagnosis and treatment of chronic arterial insufi ciency of the lower extremities, a critical review.Circulation, 1996, 94: 3026-3049.

DiMuzio P, Tulenko T.Tissue engineering applications to vascular bypass graft development: The use of adipose-derived stem cells.J Vasc Surg, 2007, 45: A99-A103.

Norgren L, Hiatt WR, Dormandy JA, et al.Trans-Atlantic Inter-Society Consensus for the management of peripheral arterial disease (TASC II).J Vasc Surg, 2007, 45: 5-67.

Faglia E, Clerici G, Clerissi J.When is a technically successful peripheral angioplasty effective inpreventing above-the-ankle amputation in diabetic patients with critical limb ischaemia.Diabet Med, 2007, 24 (8): 823-829.

Romiti M, Albers M, Brochado-Neto FC, et al.Meta

analysis of infrapopliteal angioplasty for chronic critical limb ischemia.J Vasc Surg, 2008, 47 (5): 975-981.

Schwarzwilder U, Zeller T.Below-the-knee revascularization.Advanced techniques.Journal of Cardiovascular Surgery, 2009, 50 (5): 627-634.

McKinsey JF, Goldst ein L, Khan HU, et al.Novel treatment of patients with lower extremity ischemia: use of percutaneous atherectomy in 579 lesions.Ann Surg, 2008, 248 (4): 519-528.

Das TS, McNamara T, Gray B, et al.Primary cvoprestv therapy provides durable support for limb ischemia salvage in critical limb patients with infrapopliteal lesions: 12 -month follow -up results from the BTK Chill trial.J Endovasc Ther, 2009, 16 (Suppl 11): 1119-1130.

Farraj N, Srivastava A, Pershad A.One year outcomes for recanalization of long superficial femoral artery chronic total occlusions with the Viabahn stent graft. J Invasive Cardiol, 2009, 21 (6): 278-281.

Grant AG, White CJ, Collins TJ, et al.Infrapopliteal drug-eluting stents for chronic limb ischemia. Catheter Cardio vasc Interv, 2008, 71 (1): 108-111.

晏开力，翟志敏.治疗性血管生成.国外医学.心血管疾病分册，2005，32：95-98.

Abdulaziz AK, Hilal A, Jacques G, et al.Therapeutic angiogenesis using autologous bone marrow stem cells: im proved blood flow in a chronic limb ischemia mode1.Ann Thorac Surg, 2003, 75: 204-209.

谷涌泉，齐立行，张建，等.自体骨髓单个核细胞移植治疗下肢缺血的中期疗效.中国修复重建外科杂志，2009，23：34l-344.

Kuhlmann MT, Klocke R, Nikol S.Therapeutic angiogenesis for peripheral artery disease: cytokine therapy.Vasa, 2007, 36: 253-260.

Corriere MA, Suave KJ, Ayerdi J, et al.Vena cava filters and inferior vena cava thrombosis.J Vasc Surg, 2007, 45: 789-794.

Sanjeeva PK, Chrysanthi C, Stephan W, et al.Suprarenal inferior vena cava filters: a 20-year single-center experience.J Vascular Interven Radiol, 2008, 19: 1041-1047.

Spence LD, Gironta MG, Malde HM, et al.Acute

upper extremity deep venous thrombosis: safety and effectiveness of superior vena caval filters. Radiology, 1999, 210: 53-58.

张建红，艾红，董永安，等.超声引导下腔静脉滤器置入术的临床应用.中国介入影响与治疗学，

2010，7：398-400.

王小平，肖越勇，吴斌，等.基于可降解材料构建的腔静脉滤器.中国组织工程研究与临床康复，2011，15：2133-2137.

第二节　超声在外周血管疾病介入治疗中的应用

一、概述

　　彩色多普勒超声具有实时显像、安全无辐射、不使用造影剂、价格低廉、可多次重复检查等优点，长久以来在外周血管疾病的诊断和疗效评价中一直发挥着重要作用。但实际上它的作用不仅限于此，它可显示血管断面结构，对血管疾病的病因诊断有着X线无法比拟的优势，同时超声可以作为非常好的方法，在很多外周血管疾病的治疗过程中取代放射线作为良好的显示工具。熟悉正常动、静脉血管解剖、生理，掌握各种动、静脉血管疾病的发病机制、病理解剖，发挥超声多普勒的优势，可使彩色多普勒超声在外周血管疾病治疗过程中同样能发挥越来越大的作用。

（一）彩色多普勒超声引导外周血管介入治疗的优缺点

　　1.优点

　　（1）医患双方不受辐射，无造影剂过敏危险。

　　（2）超声仪器灵活机动，使得血管介入治疗可在床边、ICU、手术室与急诊科等地进行。

　　（3）术前了解局部及远处血管变异、病变，避免盲目手术；指导或引导外科医师进行动、静脉穿刺，可明显缩短手术操作时间。

　　（4）显示血管断面结构，实时显示血流信息，比造影更能了解局部的真实病变。

　　（5）实时显像，引导各种介入器材在扩张、扭曲、狭窄及闭塞的血管中穿行，避免器具进入血管内膜下的夹层内。

　　（6）与X线造影比较，费用十分低廉。

　　2.缺点

　　（1）骨骼、肌肉、气体阻挡，胸腔大血管显

示困难，伪像干扰有时较明显。

　　（2）显示范围小，血管空间关系不易显示。

　　（3）检查人员的技术与经验、检查方法得当及仪器调节对诊断或引导效果有明显影响。

　　（4）"翻山"较为困难——引导各种操作器具自穿刺侧血管到对侧血管有一定难度。

　　（5）超声显示范围小，需操作者不断移动或固定探头，为清晰显示血管，需长时间探头加压，调节仪器，劳动强度较大。

（二）彩色多普勒超声外周血管超声检查的方法与技巧

　　1.技术要点

　　（1）熟悉外周动、静脉血管不同的解剖及生理学特点，熟悉颈部、盆腔及四肢动、静脉的走行、分支、体表投影及解剖变异。

　　（2）熟悉外周动、静脉血管常见疾病的超声特征及其鉴别诊断方法。

　　（3）密切结合临床，熟悉外周血管手术、介入治疗的不同过程及各种设备与器材。

　　（4）熟练的检查手法及仪器调节，提高检查速度并避免遗误。

　　2.外周血管显示的注意事项

　　（1）常需与健侧比较，一般外周动、静脉血管左右基本对称。

　　（2）追踪血管/血管显示不佳时可先横向扫查，使用低速彩色血流条件。

　　（3）取样容积置于管腔中央，略小于内径。

　　（4）探头压力适当，随时调节仪器血流标尺与彩色增益。

（5）聚焦点置于检测血管深度。

（6）在头脑中建立空间立体整体形象，出具检查报告时突出重点。

（三）彩色多普勒超声血管介入治疗时超声仪器的调节

1.二维图像调节

（1）根据高频探头、凸阵探头及相控阵探头的不同特点，做到随时变换，灵活应用。

（2）TGC 的影响：不合理的TGC容易造成血栓的误诊及漏诊，显示血栓一般提高TGC，减少伪像则减低TGC。

2.彩色血流调节　标尺/取样容积/声偏转方向。

（1）频率（frequency）：除去探头不同彩色血流频率不同，现代彩超同一探头彩色频率也可调节；一般浅表者使用较高彩色频率，位置深在者降低彩色频率。

（2）彩色增益（color Gain）：血流显示不佳时可适当提高彩色血流增益，尤其当血管较深血流细小时。

（3）TGC：二维超声增益过高会影响彩色血流显示效果，一般主张观察血流时适当减低二维超声增益。

（4）彩色血流标尺（scale/PRF）：高速血流使用高标尺，静脉及器官灌注等低速血流一般使用低标尺。

（5）声方向偏转（steer）：在检查同一血管时随着探头滑动，需要适时调整声束方向，提高血流显示效果。

（6）彩色血流取样框（color Box /ROI）：一般外周血管检查时可使用较大的取样框，帧数下降或者伪像增多时减小。

3.频谱多普勒调节

（1）频谱大小：频谱在基线之上或下方，大小占3/4的原则。

（2）判断动、静脉混合频谱。

（3）血流搏动性与呼吸节律的判断。

（四）外周血管超声显像需观测的内容

1.二维超声　观察内容包括管径/管壁/内膜/内径/管腔/血栓/斑块。

（1）血管结构：包括管壁厚度层次、回声强弱、内膜是否光滑、测量管径/内径。

（2）血管腔内有无异常回声：部位、大小、性质。

（3）血管周围有无异常回声：囊性—与血管有无相通，波动否；实性—对血管有无压迫。

（4）静脉瓣回声及运动。

2.彩色多普勒　观察血流方向/混叠/搏动/色彩。

（1）血管内彩色血流充盈状态，边缘，缺损。

（2）彩色血流色彩是否单一，有无逆流或混叠。

（3）彩色血流明暗程度，确定PW取样位置。

（4）检查小血管首先用彩色，有助快速显示。

3.频谱多普勒　观察速度/搏动指数/阻力指数/负向波。

（1）取样容积置于彩色显示区，大小为内径2/3左右。

（2）有无频带增宽，空窗消失。

（3）动脉血流速度快慢变化。

（4）舒张期反向血流是否消失。

（5）双侧是否存在差异。

（五）对外周血管疾病及治疗方法的了解

1.正常动、静脉的不同生理特点　动脉的特点：壁厚并分3层，张力高，探头轻度加压管腔无明显变化，狭窄时动脉血流呈高速湍流；静脉的特点：有静脉瓣，有浅、深静脉之分，吻合丰富，管壁薄，张力低，探头加压管腔消失，狭窄时委曲求全，容易形成血流淤滞，侧支循环形成。

2.常见外周动脉疾病

（1）狭窄及闭塞类疾病：主要包括动脉粥样硬化、闭塞性脉管炎、大动脉炎、血栓形成及栓塞，一部分的夹层动脉瘤也容易引起动脉主干及分支的狭窄及闭塞（图6-2-1）。此类疾病治疗方法为导丝通路、球囊扩张及支架置入术，其主要目的是"疏通"；如果无法疏通，则需进行人工血管旁路移植术（图6-2-2）。

（2）扩张类疾病：主要为真性动脉瘤，假性动脉瘤及夹层动脉瘤实际上动脉内径扩张不明

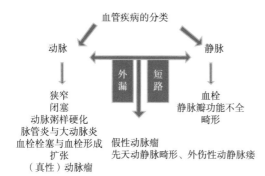

图 6-2-1　血管疾病的分类

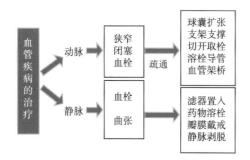

图 6-2-2　血管疾病的治疗

显。真性动脉瘤的治疗方法是在瘤体两端"正常"血管间使用覆膜支架，重建动脉血流的正常通道，称为血管内架桥术。

（3）外漏性疾病：动脉血外漏至组织为假性动脉瘤，外漏至静脉则为动静脉瘘，治疗的主要方法为覆膜支架置入的"隔绝术"，使动脉血流恢复正常流向。对于动静脉瘘，过去常用X线下栓塞的方法，主要适用于末梢血管等而非主干血管。由于主干动静脉的瘘口往往较大，血流速度快，容易造成血管栓塞物移位，发生肺栓塞或主干血管栓塞等并发症。因此，在主干动脉内建议置入覆膜支架，可以有效隔绝动脉和静脉，保持主干血管通畅又隔绝了病灶，解除主干远端的"盗血"，减轻右心负担。

（4）畸形类疾病：先天性动、静脉发育畸形；动、静脉性质的蔓状血管瘤，一般常见的治疗方法是放射线下的主要分流血管的栓堵、外科手术减瘤、结扎主要分流动脉等，若较大动脉分支明确对瘤体供血时，可置入覆膜支架进行"隔绝术"。

3.常见外周静脉疾病

（1）狭窄及闭塞类疾病：包括炎症、放疗及深静脉血栓之后造成的深静脉狭窄，目前X线下及超声引导下的深静脉球囊扩张及支架置入术已渐入佳境；深、浅静脉及肌静脉血栓，从过去的切开去栓、药物溶栓，到目前普遍使用腔静脉滤器置入术，再对血栓静脉置入溶栓导管的使用日益普遍。

（2）静脉瓣功能障碍，包括深、浅静脉瓣，浅静脉瓣膜功能不全往往做剥脱术，深静脉瓣膜功能不全常采取戴戒术。

（3）先天静脉血管畸形，动静脉短路；常见的静脉血流无法显示的原因：静脉血栓形成、下肢肿胀、过度肥胖、仪器调节不当。

4.外周血管疾病的结局

（1）静脉

①血栓：肿胀疼痛、肢体功能受限、肺栓塞死亡。

②静脉瓣功能不全：曲张、溃疡、溃烂。

（2）动脉

①狭窄：疼痛、间歇性跛行。

②闭塞：萎缩、坏死、坏疽、截肢，侧支循环建立的情况具有重要意义，肌红蛋白增高可造成肾衰竭。

③假性动脉瘤：疼痛、血肿、破裂甚至死亡。

④真性动脉瘤：疼痛、瘤内血栓形成、远端动脉栓塞、动脉瘤破裂直至死亡。

⑤夹层动脉瘤：疼痛、影响重要分支脏器功能、死亡。

（3）动、静脉短路：肢体肿胀畸形、失能、心功能不全。

5.动脉闭塞的病因判断　超声可以清楚显示血管三层壁的变化，管径及管腔内的回声，结合年龄、性别、其他病史及诱因等，不同疾病造成的动脉闭塞鉴别诊断一般不很困难。

（1）动脉粥样硬化闭塞：闭塞局部动脉管径一般无明显变化，至少管腔较少变细，远端动脉可以"失用性闭塞"。闭塞的常见原因是软斑闭塞、狭窄伴血栓形成、斑块伴纤维化等。

（2）动脉血栓：新鲜血栓，血栓栓塞较易判断，在动脉粥样硬化基础上形成的不新鲜的血栓有时和纤维斑块较难区别。

（3）闭塞性脉管炎：管径细，壁厚不明显，管腔内容物少，一般患者年龄较轻。

二、彩色多普勒超声引导外周动脉血管疾病介入治疗

（一）超声引导下外周动脉疾病的球囊扩张/支架置入术

近10年来，全身血管疾病的各种介入治疗有了长足的进步，尤其是支架方面的改进有了很大的发展。不仅因为材料、编织方法、柔韧度等方面不同而有许多种类支架，每家公司支架各有其特色。冠心病的小支架，外周血管的中号支架，而胸主动脉及腹主动脉疾病使用的则是大支架，起支撑作用的裸支架，重建动脉正常通道的覆膜支架，具有一定防支架再狭窄的药物覆膜支架等。使用的导丝、球囊、各种导管也品类纷杂，超声医师需了解不同器材在超声下的回声特点，也需了解各种血管疾病介入治疗的具体过程。但是同时血管介入治疗带来的并发症也明显增多，较为常见的有假性动脉瘤及动静脉瘘。尤其下腹部及下肢。由于其部位特殊，注射吸毒、外伤、医源性假性动脉瘤及动静脉瘘均不少见。起隔绝作用的自膨式覆膜支架，既是治疗原发疾病的好方法，也同时可以用来治疗由自己引起的并发症。

1.血管病变类型　动脉粥样硬化狭窄及闭塞、大动脉炎、闭塞性脉管炎、真性动脉瘤、假性动脉瘤、夹层动脉瘤、动静脉瘘及先天性动静脉畸形等。

2.超声可引导治疗的血管病部位　颈总动脉、锁骨下动脉（右侧者较佳，左侧者仅少部分患者超声可显示清楚起始段）、上肢动脉，腹主动脉、盆腔动脉及双下肢动脉。

3.置入的支架类型

（1）裸支架：主要在球囊扩张术后置入，治疗动脉的闭塞及狭窄。

（2）覆膜支架，血管内架桥，恢复动脉正常流向，消除动脉瘤膨胀，隔绝动脉血外漏，用来

治疗真性及假性动脉瘤、动静脉瘘、先天性动静脉畸形等。

4.手术地点　部分需要做动脉切开内膜剥脱，节段血管无法疏通需人工血管架桥的患者需在手术室进行，绝大多数可在超声介入室进行。

5.基本过程

（1）术前大都行造影及超声检查，明确诊断，对照检查结果，拟定介入手术方案，包括确定拟置入支架的部位、数目、长度及直径。

（2）动脉穿刺，有时需消毒探头引导动脉穿刺，也可在超声指导下调整导丝，使其进入预定动脉，置入短鞘管，建立操作通道。

（3）超声引导导丝在狭窄/闭塞/扩张的动脉中穿行，实时识别真腔，避免导丝进入分支、夹层，到达远端动脉管腔内。

（4）狭窄及闭塞类疾病，顺导丝置入球囊导管，扩张闭塞及狭窄的动脉节段（图6-2-3）。

（5）顺导丝置入支架鞘管，到达预定位置，释放支架，观察支架打开及塑形情况（图6-2-4），

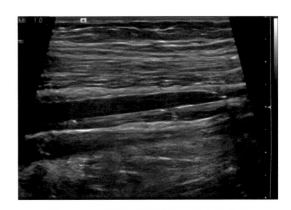

图6-2-3　球囊导管扩张狭窄闭塞的动脉

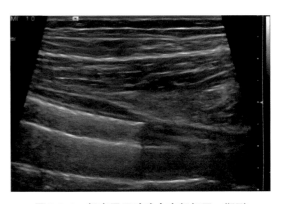

图6-2-4　超声显示动脉内支架打开、塑形

必要时多次置入支架；支架塑形不良时可在超声引导下对支架进行球囊扩张。

6. 即时效果　支架释放后，假性动脉瘤内血流静止；动脉闭塞或狭窄者，远端动脉出现搏动性血流、低速低搏动血流流速接近正常、搏动指数增高；动静脉瘘则见局部静脉血流搏动性消失。

7. 术后随访　术后3d、3个月及6个月复查超声评价疗效。

8. 超声引导下支架置入术的注意事项

（1）适应证的选择：局部血管显示清楚是第一需要，因骨骼、气体、肥胖等各种原因无法显示清晰的血管，结构复杂，超声无法显示空间关系的疾病，不应强行引导。

（2）术前，超声必须能够清晰病变远端动脉管腔，结合造影结果考虑支架长度及直径；术中，超声医师要熟悉局部血管解剖，支架结构，支架置入及释放过程，术中需要根据支架释放的情况及时调整释放位置。

采用超声引导覆膜支架置入，安全简便易行，避免放射线危害及造影剂过敏，定性定位快速准确，可在手术室进行，部分患者可以直接在超声科进行，可明显缩短手术时间，减轻患者经济负担。因此超声可以完成这些患者的术前诊断，术中引导，疗效评价的一体化工作。

（二）超声引导下凝血酶注射治疗假性动脉瘤

对于假性动脉瘤，除了瘤口加压闭塞，超声引导下瘤内注射凝血酶是一种简单易行的好方法，但是对于较大血管及瘤口较大者，均存在远端动脉栓塞的危险。适应证选择为：外伤性、医源性及部分吸毒患者造成的小口大腔型假性动脉瘤。

1. 药物选择及配药：非注射型凝血酶，低温保存，每只含2000U冻干粉剂，无菌注射用水，溶解到9ml备用。

2. 进针位置：一般使用18G的PTC针，选择距离瘘口较远的一端瘤腔，如果多腔，注射顺序为由远至近血管。

3. 药物注射速度及药量控制：一般注射量为瘤体容积的1/3，速度一般在2s内注完。

4. 注药后是否加压：存在争议，笔者认为无须加压，否则会改变瘤内形成的血栓形态，造成再次外漏，导致治疗失败。

5. 若封闭失败后，一般不主张再次注入药物，休息一两天后可再次尝试治疗。

6. 并发症处理：如果发生瘤体远端动脉栓塞，需紧急进行溶栓治疗。

（三）超声引导下肢动脉血栓溶栓导管置入术

对于外周动脉血管血栓形成及血栓栓塞患者，常见的经典方法有药物溶栓、血管切开取栓，近年来比较推崇的方法是溶栓导管的使用。它具有损伤小、药物浓度高、溶栓效果好等优点。超声引导下对动脉血栓置入溶栓导管，具有十分明显的优点。

1. 明确血栓还是斑块，避免盲目置管。

2. 指导或引导动静脉穿刺，明显缩短操作时间。

3. 实时引导置管通路，避免导管进入动脉分支。

4. 观察药物在血栓内弥散效果，落实置管效果。

三、彩色多普勒超声引导下腔静脉滤器置入术

近年来各种原因导致的下肢深静脉血栓患病率明显增加，对于这些患者来说最严重的并发症是肺栓塞。为了预防肺栓塞，临床上原有的常规治疗措施是X线下的下腔静脉滤器置入术。这种方法存在的缺点是盲目性大，操作时间长，医患双方均需受射线影响，造影剂存在过敏危险并对患者肾脏功能有一定影响，另外费用较高，会给患者带来更重的经济负担。因此西京医院超声医学科与血管外科合作，自2005年9月起尝试在超声引导下进行下腔静脉滤器的置入，现已成功完成超过5500例。

（一）适应证

1. 原发及继发的急性及亚急性下肢深静脉血栓，陈旧性血栓复发者。

2. 肌静脉血栓拟行各类手术者、肌静脉血栓已发生及可能发生肺栓塞者。

3.年龄小于30岁，未育者，血栓仅限于小范围肌静脉者，尽量置入可回收滤器。

（二）超声仪器及滤器

1.超声仪器 超声引导下腔静脉滤器置入术，观察部位多，下腔静脉显示要求高，血栓诊断需准确，一般推荐使用较高档的彩超。

2.使用探头

（1）高频线阵探头：明确血栓诊断，并观察穿刺部位动、静脉位置关系，指导或引导外科医师进行深静脉穿刺。

（2）凸阵探头：探查盆腔段静脉血管及下腔静脉，引导滤器置入，对于肿胀显著的患肢血管也可用来诊断血栓。

（3）相控阵探头：用于经颈内静脉途径置入滤器时观察导丝及鞘管经过心脏的情况。

3.滤器品种 常见的滤器品种包括：Cordis公司 TRAPEASE 永久性腔静脉滤器、BARD公司Simon Nitinol 滤器、Braun公司 Vena Tech LP滤器，COOK公司 Gunther Tulip滤器，深圳先健公司 Aegisy 可回收滤器。

（三）置入方法

初诊下肢深静脉血栓患者，平卧位，双腿外旋放松肌肉，超声检查明确深静脉血栓诊断，确定双侧股静脉、盆腔内静脉及下腔静脉内有无血栓。确定静脉穿刺部位（置入途径），对于双侧股静脉以上均有血栓及下腔静脉内也有血栓者，改由右侧或左侧颈内静脉途径置入。超声医师明确穿刺侧股动静脉、颈内静脉与颈总动脉的解剖位置关系，由外科医师实施静脉穿刺，穿刺成功后置入长导丝，观察下腔静脉内有无导丝，如果肠气干扰导丝观察，可以适当增加导丝进入长度，在肝后段下腔静脉观察。然后插入释放导管（内含造影管）到位，拔出导丝及造影管，观察释放导管顶端位置，确保释放导管的顶端位于下腔静脉汇合部以上、肾静脉水平以下，原则上以滤器打开后下端位于下腔静脉汇合部以上1cm为最佳，下腔静脉有血栓者将滤器置于血栓之上。然后推入滤器，到位后再次确定滤器位置，确定无误后释放。超声观察滤器弹开情况（图6-2-5）。

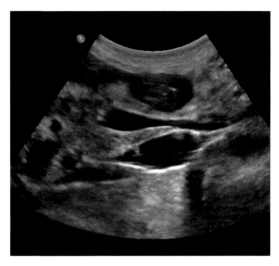

图6-2-5 超声显示下腔静脉内滤器完全弹开

部分品牌滤器有方向性，若从颈内静脉穿刺置入，需要调整滤器方向。

（四）效果

1.成功率 超声引导下腔静脉滤器置入术的成功率达99.8%。常见的失败原因是健侧股静脉穿刺导丝无法通过盆段静脉；颈内静脉途径时，导丝顽固进入右心室无法进入下腔静脉，或下腔静脉异常，导丝无法通过下腔静脉肝后段到达肾静脉水平以下。

2.并发症 术后随访分为在院随访和出院随访，穿刺点持续渗血、滤器下行移位、滤器内血栓形成、健侧下肢深静脉血栓、腹膜后血肿、腰部长期酸痛等，一般发生率很低。

3.置入地点 除少量患者在手术室、ICU、病房、急诊科置入外，其余绝大部分滤器置入术均在超声科介入室进行。

（五）超声引导下腔静脉永久性滤器置入术的优点

超声引导下腔静脉滤器置入术免除了医患双方的X线辐射，安全简便快捷，易于普及。另外超声引导价格便宜，可明显减少患者的经济负担。对不易搬动、危重、肾功能不全和对造影剂过敏的患者，超声是最佳选择。

超声引导下腔静脉滤器置入术的另一个明显的优点是它的多功能性。

1.术前　明确血栓诊断,包括血栓的范围、形态、新鲜程度、有无再通,排除其他因素造成的下肢肿胀,往往意外发现导致血栓的其他病变,如腹盆腔肿瘤等,较X线可提前了解下腔静脉及颈内静脉的情况,排除下腔静脉及颈内静脉的畸形、血栓、狭窄等特殊情况,避免盲目手术。

2.术中　可以根据血栓位置,选择正确置入途径,单侧下肢深静脉全程血栓,选择对侧股静脉穿刺;穿刺点以下血栓者可进行同侧股静脉穿刺。双侧股静脉以上存在血栓,一般选择右侧颈内静脉穿刺途径,也可选择左侧颈内静脉途径。穿刺前超声可以了解局部股动、静脉的位置关系,指导外科医师行深静脉穿刺,若动、静脉位置异常,患者过于肥胖等穿刺困难者,碘伏消毒探头至少两遍,引导外科医师静脉穿刺。

3.术后　滤器置入术后超声可多次随访。观察:①原患肢的静脉血栓的溶栓情况,健侧穿刺点是否继发血栓;②滤器的位置是否发生移位,滤器有无变形,滤器内部及下方有无血栓形成等。

(六)超声引导下腔静脉滤器置入术的注意事项

1.超声科人员要求熟悉四肢血管、腹腔、腹膜后及盆腔的血管超声、心脏超声,熟悉常见血管疾病,了解常见的动、静脉血管畸形,熟悉各种品牌滤器的结构、释放装置、释放过程及滤器打开时的塑形特点,对各种探头要学会灵活应用。

2.肥胖及腹部有伤口患者下腔静脉的显示:下腔静脉滤器的最佳位置是下腔静脉汇合部至肾静脉水平,此段下腔静脉由于肠气的干扰,在腹部胀气及肥胖的患者往往显示不佳,部分腹部手术的患者伤口也非常影响下腔静脉的显示。因此超声引导下腔静脉滤器置入术中最为关键的技术因素就是腹腔段下腔静脉的显示,久压和禁食,乃至灌肠都是良好的辅助手段。释放指令一定要慎重,确实观察到导丝进入下腔静脉、鞘管顶端位置准确、滤器确实到位等重要信息后才可令外科医师释放。

3.置入途径盆腔段静脉及下腔静脉血栓、狭窄及畸形的判断:滤器置入术前,超声一定要明确健侧盆腔血管内没有血栓,对于导丝无法进入下腔静脉者超声应观察导丝到达位置,指导外科医师调整角度,多次尝试置入导丝。若多次尝试导丝仍无法进入下腔静脉可考虑经颈内静脉置入。要熟悉下腔静脉常见的畸形及异常,如网状下腔、下腔静脉狭窄或闭塞,可不置入滤器,而双下腔(图6-2-6)及左下腔等,一定要将滤器置入正确的下腔静脉内。

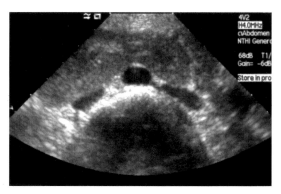

图6-2-6　腹主动脉两侧可见两支下腔静脉

附:术中超声定量深静脉瓣功能不全戴戒术

对于浅静脉静脉瓣功能不全,经典的做法是做大隐静脉或者小隐静脉剥脱术,而深静脉瓣膜功能不全时常进行深静脉瓣膜戴戒术。过去外科进行深静脉瓣膜戴戒术时,"戒指"(剖开的人工血管)的松紧程度往往由外科医师根据经验判断,经常会出现"戒指"过松,失去戴戒的意义;若"戒指"过紧,容易造成下肢静脉回流障碍,加重回流障碍,甚至肢体急性肿胀。术中超声可实时判断戒指的松紧,达到回流顺利,加压无反流的理想状态,明显提高深静脉瓣戴戒术的效果。

(韩增辉)

主要参考文献

周永昌,郭万学.超声医学.第4版.北京:科学技术文献出版社,2003.

汪忠镐.实用血管外科与血管介入治疗学.北京:人民军医出版社,2004.

R.Heuser,Michel Henry.周围血管介入学.第2版.李雷,译.北京:科学出版社,2011.